MON CAH

YOGA SCULPT

FRENCHYOGAGIRL
SANDRINE BRIDOUX

ILLUSTRATIONS
ISABELLE MAROGER (COUVERTURE)
AUDREY BUSSI (INTÉRIEUR)

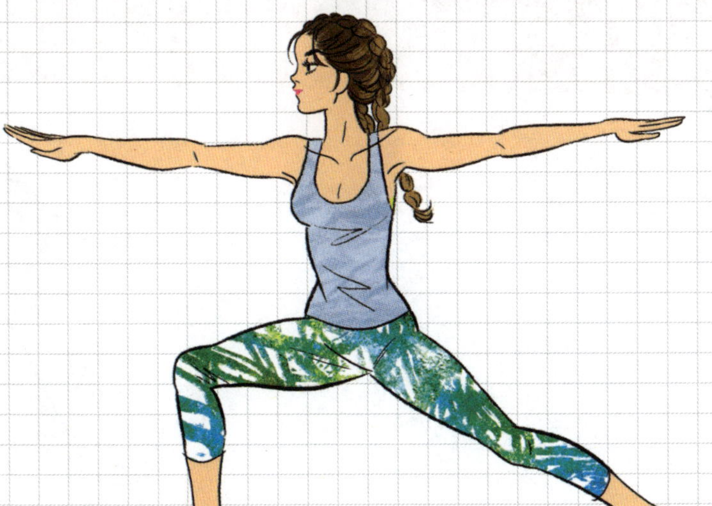

SOLAR
EDITIONS

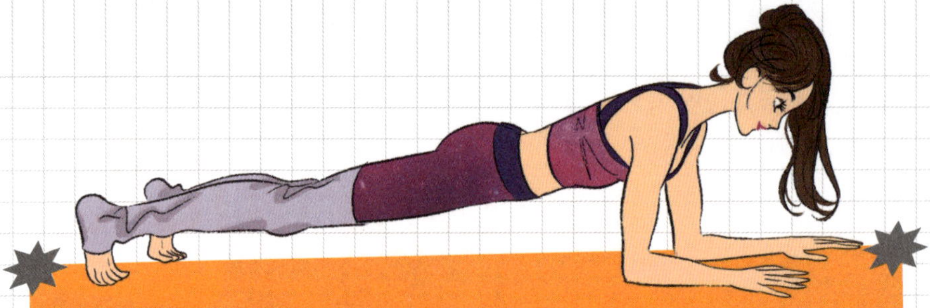

SOMMAIRE

Introduction 3

Test : Est-ce que le yoga sculpt est fait pour moi ? 4

Chapitre 1 Let's strala ! 7

Chapitre 2 Avant de commencer... 17

Chapitre 3 Mes programmes yoga sculpt 26

Chapitre 4 Yoga food 56

Chapitre 5 Sculpt my life : je me détends ! 69

Conclusion 78

Carnet d'adresses 79

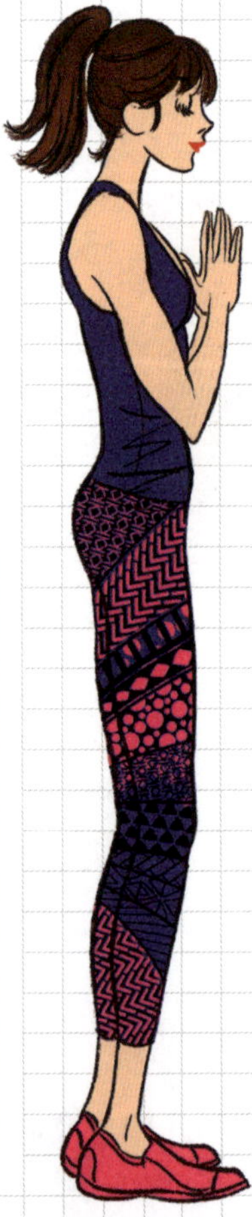

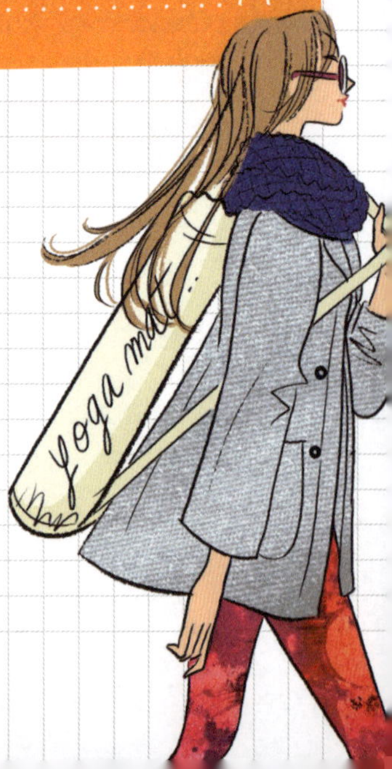

Introduction

Trend alert pour toutes les yogista et les fit-girls : le yoga spécial renforcement musculaire débarque en France !

Vous en rêvez toutes : se fabriquer une silhouette de bombe en faisant du yoga, c'est-à-dire en boostant votre bien-être mental et physique. Le rêve !

Le yoga sculpt va transformer votre vie. Le yoga, quel qu'il soit, ce n'est pas « *no pain no gain* », mais « *no pain, lots of gain* » : vous ne retirerez que du positif de votre pratique. Tout d'abord, vous allez vous sculpter une silhouette de liane. Cela vous surprend ? C'est pourtant vrai : les différentes postures du « strala yoga » sollicitent l'ensemble du corps, c'est un sport complet qui muscle tout en longueur. Des bras fermes, un ventre plat et des jambes galbées… qui dit mieux ?

Mais surtout, ce qui est chouette avec le yoga sculpt, c'est qu'en plus de prendre soin de votre apparence, vous allez apprendre à vous faire du bien à l'intérieur, à vous consacrer du temps, à vous recentrer et à vous détendre. Impossible de tricher : on est sur le tapis comme on est dans la vie, et vous améliorer en yoga vous aidera aussi au quotidien !

Programmes d'entraînement, astuces, conseils bien-être, yoga food… On va vous sculpter le corps et la vie dont vous rêvez. Vous voulez vous métamorphoser de l'extérieur ET de l'intérieur ?

À vos marques, prêtes, let's strala !

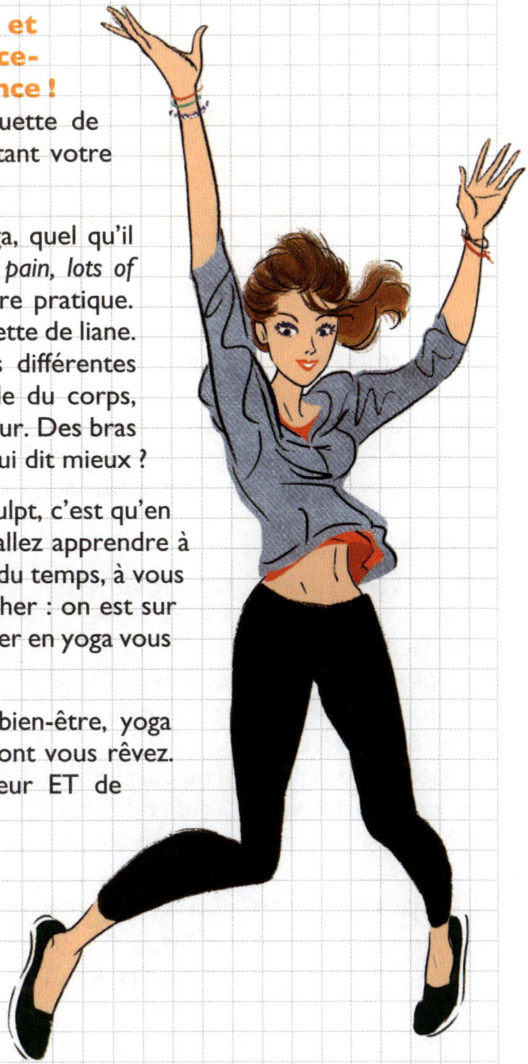

Test : Est-ce que le yoga sculpt est fait pour moi ?

Des bras raffermis et une sérénité intérieure ? Un ventre plat et une zen attitude à toute épreuve ? Tout cela à la fois ? Avant de tenter la posture du chien à trois pattes, faites le test pour définir vos objectifs et savoir quels bienfaits le yoga sculpt peut vous apporter !

❶ DRIIIIING ! L'heure de se lever a sonné…

▲ Vous snoozez. Vous vous lèverez dans 5 minutes… peut-être.
◆ Vous avez faim ! Direction le petit déjeuner.
● Vous sortez du lit en grimaçant. Vous avec un peu mal, un peu partout.

❷ Au petit déjeuner…

▲ Vous versez le lait à côté de votre bol de corn-flakes. Vous n'avez pas les yeux en face des trous.
◆ Vous mangez ce qui vous tombe sous la main. Et il vous tombe beaucoup de choses, sous la main.
● D'abord, vous prenez une douche chaude pour vous dérouiller. Vous grignoterez ensuite, si vous avez encore le temps.

❸ En petite tenue, dans le miroir de la salle de bains, vous vous dites…

▲ Que vous aimeriez avoir meilleure mine. Vos cernes mangent votre visage !
◆ Qu'avec votre petite bouée ventrale et vos fesses dodues, cet été à la plage, au moins vous ne risquerez pas de vous noyer. Vous flotterez, c'est sûr. Adieu, sauveteur canon.
● Que la gravité est cruelle. Vos fesses font la tête, irrésistiblement attirées vers le sol.

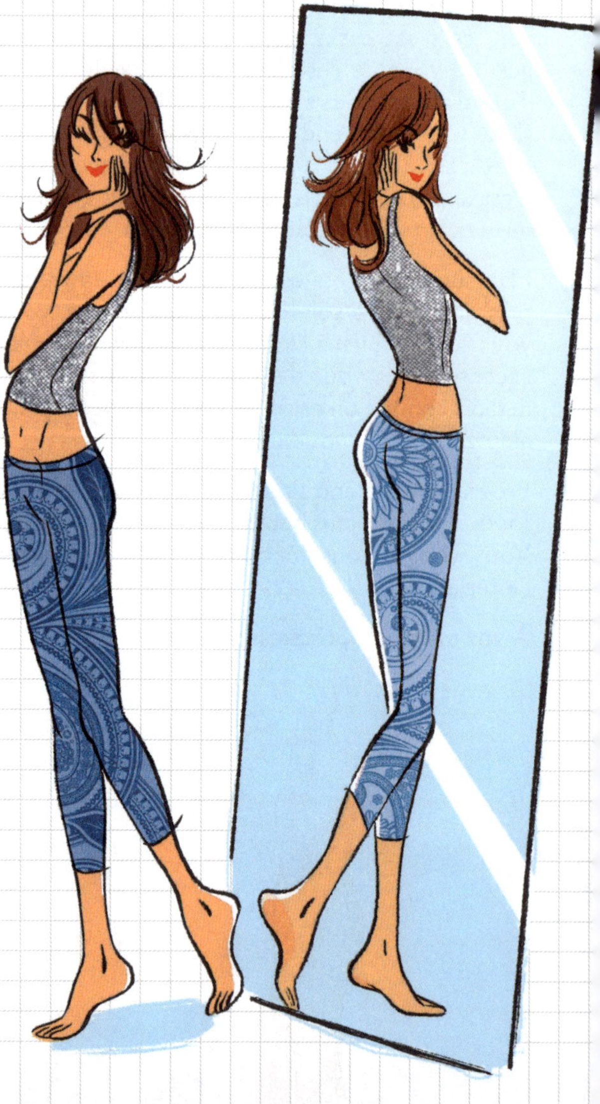

4 Votre copine Jennifer, c'est une bombe. Vous donneriez n'importe quoi pour avoir…

▲ Son teint frais et sa motivation à toute épreuve.
◆ Sa taille de guêpe.
● Ses cuisses galbées.

5 Côté garde-robe…

▲ Vous ne lésinez pas sur les couleurs. Objectif ultime : rehausser votre teint blafard.
◆ Vous avez du noir, du noir et du noir. Ça affine, le noir.
● Vous vouez un culte au créateur de génie qui a inventé le jean push-up.

6 Votre grande résolution de l'année ?

◆ Mieux vous alimenter.
● Vous mettre enfin au sport, depuis le temps que vous avez envie de pousser la porte d'un studio de yoga sans jamais trouver le temps.
▲ Ralentir le rythme.

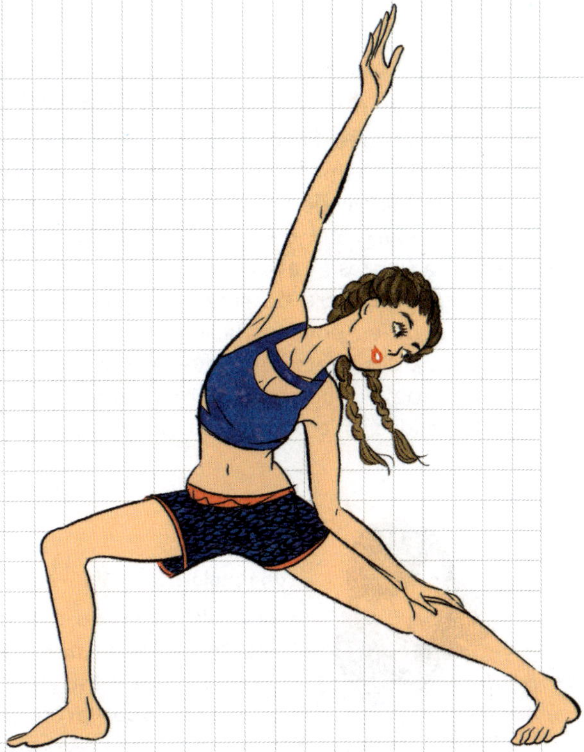

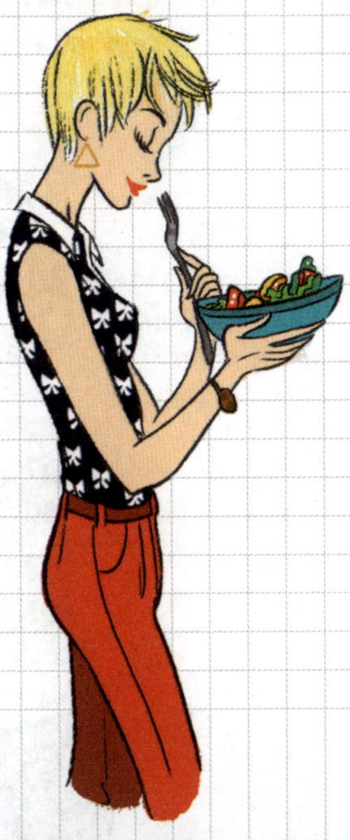

7 Le sport, selon vous…

● C'est indispensable pour se galber.
◆ C'est fait pour se détendre, c'est un plaisir pas une obligation.
▲ C'est une question d'équilibre, tout comme le sommeil.

8 On dit de vous que vous êtes plutôt…

● Ambitieuse.
◆ Gourmande.
▲ Hyperactive !

Faites vos comptes !

▲	◆	●

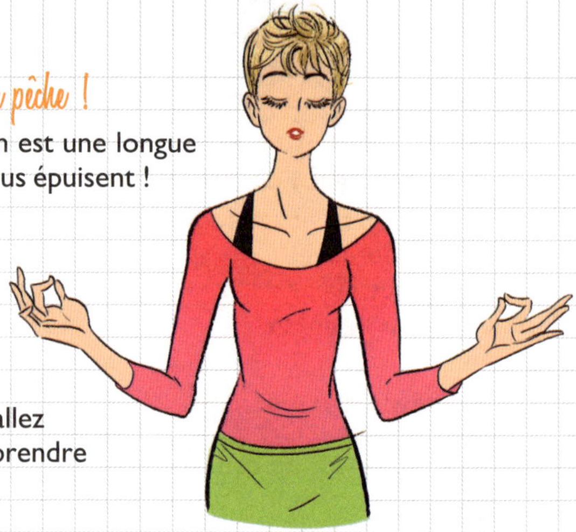

Une majorité de ▲ : *Vous avez besoin de retrouver la pêche !*

Vous êtes fatiguée. Si fatiguée que votre quotidien est une longue suite de défis : même les choses les plus simples vous épuisent ! Vous avez besoin de vous reposer, de prendre du temps pour vous, de vous faire du bien, au moral et au corps ! Le yoga est tout indiqué ! Il va vous permettre de reprendre une activité physique en douceur, à votre rythme. En plus d'avoir des effets bénéfiques sur votre physique, le yoga va booster votre mental : vous allez vous détendre, mieux dormir, et apprendre à prendre soin de vous.

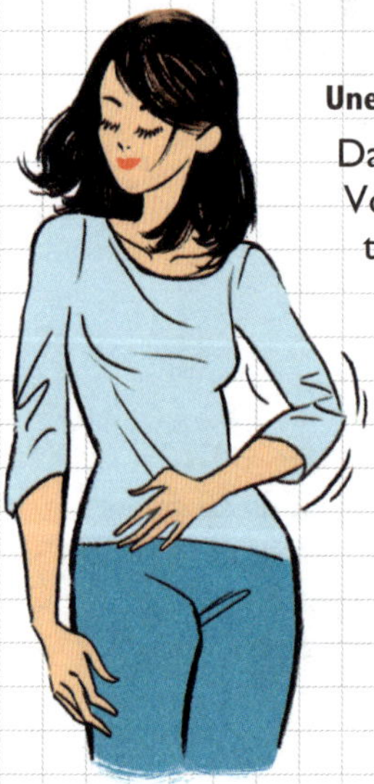

Une majorité de ◆ : *Vous avez quelques kilos en trop.*

Dans le tiroir du bas de votre bureau, il y a des friandises, non ? Votre péché mignon, c'est la gourmandise. Ce n'est pas bien dramatique, si ce n'est qu'au fil du temps, vos poignées d'amour en ont profité pour prendre de l'ampleur. À force, ça vous complexe. Peut-être avez-vous essayé tout un tas de régimes qui n'ont pas fonctionné. En tout cas, vous avez décidé de vous reprendre en main, et commencer le yoga est une excellente idée ! En effet, il va vous permettre d'augmenter votre dépense énergétique : en clair, vous allez transpirer, et vous allez fondre ! Et c'est sans compter sur les merveilleux effets détox et anticellulite du yoga, grâce à ses postures drainantes et au massage des organes et des membres. Et puis, le yoga, c'est davantage qu'une activité physique : il y a fort à parier que, de posture en posture, vous décidiez aussi de mieux manger…

Une majorité de ● : *Vous aimeriez vous muscler un peu.*

Un petit ventre, des fesses tristounettes, des bras « mous »… ça vous parle ? Vous n'êtes pas spécialement enrobée, mais vous manquez d'allure, parce que vous manquez de muscles ! Le yoga va solliciter l'ensemble des muscles de votre corps : à l'arrivée, une silhouette tonique dont vous serez fière. *Exit* la peau d'orange, bonjour les cuisses fuselées ! Sans compter qu'en renforçant votre corps dans sa globalité, le yoga va améliorer votre maintien et soigner vos petits bobos, vous vous sentirez bien dans votre peau grâce aux bienfaits feel good du yoga. Vous allez vous détendre, renouer avec vos sensations et booster votre positive attitude !

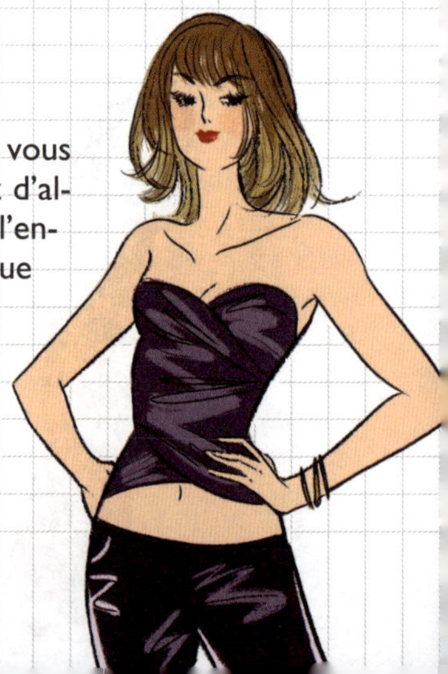

Chapitre 1

Let's strala !

Du sport ? Vous n'en avez pas fait depuis… longtemps. Un moment de détente ? Vous en rêvez, mais votre agenda de ministre complique sérieusement les choses. Au boulot, c'est la course : vous avez mille choses à penser, mille choses à faire. À la maison, ce n'est pas beaucoup mieux, et parfois l'idée de vous retirer dans un ashram en compagnie de moines bouddhistes – votre belle-mère vous a proposé de l'accompagner, une fois – vous traverse l'esprit… Pas de doute : le strala yoga est fait pour vous !

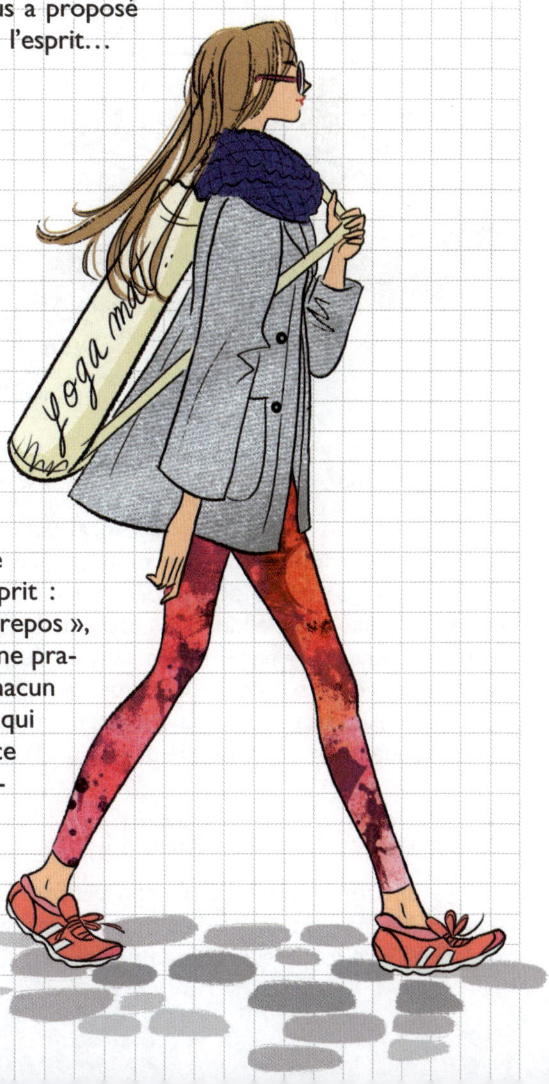

Qu'est-ce que c'est ?

Depuis 3 ans environ, le strala yoga, débarqué des États-Unis, entreprend de révolutionner la pratique du yoga en France. Tara Stiles, sa fondatrice, est une ancienne mannequin internationale. Son credo ? Rendre le yoga plus fun et ses bienfaits accessibles à tous.

Le yoga, quèsaco ?

Le yoga, originaire d'Inde, est une discipline vieille de plusieurs millénaires. Il a pour but de développer l'harmonie entre le corps et l'esprit : en sanskrit, « yoga » signifie « union », « repos », « méthode ». Le yoga est une philosophie et une pratique fondée sur une sagesse de vie, que chacun peut suivre. C'est une science du bien-être, qui nous apprend à mieux vivre au quotidien grâce à un élément essentiel : la respiration. La respiration est l'essence même du yoga : elle aide à calmer le mental, à se recentrer, à trouver (ou retrouver) son équilibre, à créer (ou recréer) la connexion entre le corps et l'esprit.

Le yoga, pourquoi ?

Le yoga permet de conserver ou de retrouver une bonne santé physique, émotionnelle et spirituelle. Les séances sont orchestrées autour de postures, d'exercices respiratoires et de méditation. La pratique régulière du yoga sculpte, tonifie et renforce le corps en respectant ses limites et ses capacités. Elle a aussi un effet apaisant sur l'esprit : après 1 heure de yoga, vous serez légère, calme et détendue.

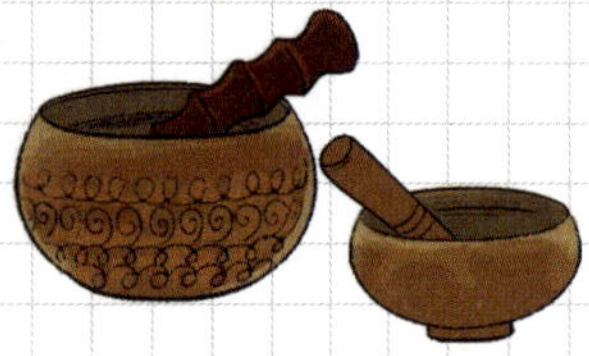

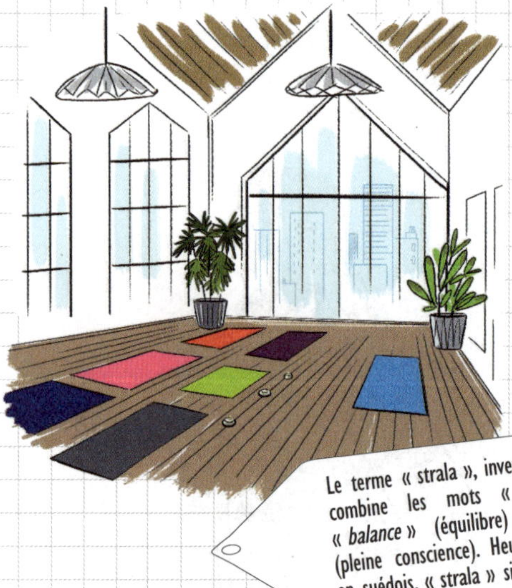

Et le strala, dans tout ça ?

Tara Stiles, la yoga rebel

Impossible de parler du strala yoga sans évoquer sa fondatrice, Tara Stiles. Baptisée « yoga rebel » par le *New York Times*, sacrée « coach de yoga la plus cool de tous les temps » par *Vanity Fair*, elle est une papesse de la discipline, à Manhattan et ailleurs. C'est pendant sa carrière de mannequin que Tara Stiles a mis au point le strala yoga, une méthode moderne, à la portée de tous, axée sur les bienfaits physiques de la discipline.

Le terme « strala », inventé par Tara Stiles, combine les mots « *strenght* » (force), « *balance* » (équilibre) et « *awareness* » (pleine conscience). Heureuse coïncidence : en suédois, « strala » signifie « rayonner ».

Un yoga spécial renforcement musculaire

N'ayez crainte, pas de « OM » ni d'incantations divines ici, le strala yoga donne la priorité aux mouvements ! Ce type de yoga est pensé comme un cours de renforcement musculaire fun, qui permet aussi un relâchement du corps et de l'esprit. Postures d'équilibre pour le gainage, fentes ou pompes, les muscles de tout le corps sont sollicités, pour vous sculpter une silhouette fine et galbée. Le strala yoga s'enchaîne au rythme de la respiration, et se pratique même en musique pour plus de dynamisme !

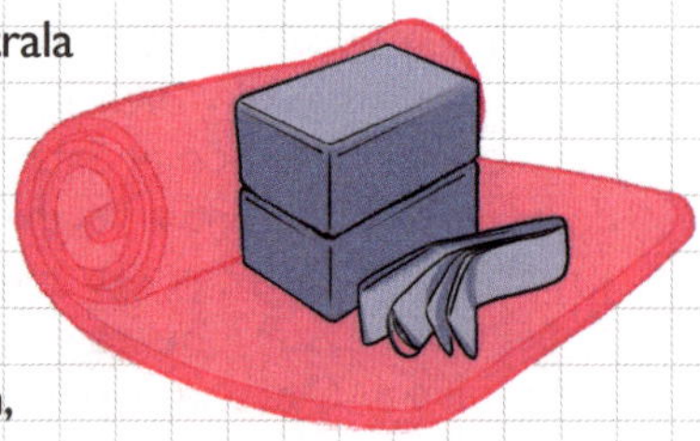

Un yoga fun sans prise de tête !

La règle du strala yoga ? « Crée ton propre yoga. » Priorité absolue à la liberté et aux mouvements naturels du corps. Les mouvements sont fluides. Le strala yoga veut vous mettre à l'aise. On ne se focalise pas sur la perfection d'une posture ou l'alignement parfait : on fait du strala yoga pour prendre du plaisir, être belle en dehors, calme en dedans ! À chacun sa façon de pratiquer. Et, bonne nouvelle, vous progresserez vite : après seulement quelques séances, vous allez constater que douceur et patience peuvent rimer avec sport et performance, car vous réaliserez des postures d'équilibre ou de force qui vous semblaient inaccessibles la veille encore !

Contrairement aux yogas traditionnels, le strala se pratique en musique ! Et il s'enchaîne au rythme de la respiration.

5 mauvaises raisons de ne pas se mettre au yoga

Le yoga, ça vous tente bien, mais vous n'êtes pas sûre d'avoir le profil. ERREUR ! Voici 5 clichés sur le yoga qu'il est urgent d'oublier.

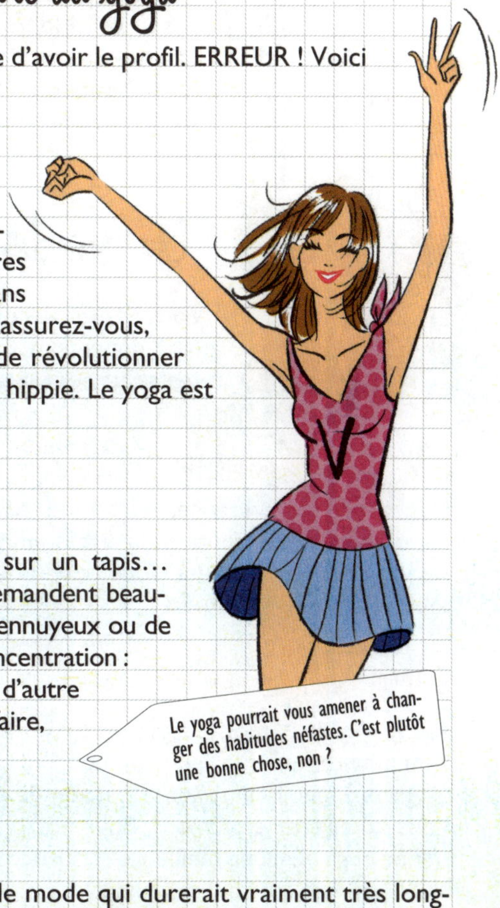

« C'est réservé aux puristes et aux vegans »

Boire du lait végétal, ne pas manger d'animaux, picorer des graines, ne porter que des vêtements en fibres naturelles… Peut-être craignez-vous de rentrer dans une sorte de secte si vous commencez le yoga. Rassurez-vous, ce n'est pas du tout le cas : vous n'avez pas besoin de révolutionner votre mode de vie, de manger healthy ou de devenir hippie. Le yoga est ouvert à tous, et chacun y prend ce qu'il veut.

« C'est comme la sieste »

Pratiquer le yoga, ce n'est pas seulement s'asseoir sur un tapis… Il existe une multitude de positions, dont certaines demandent beaucoup de pratique et d'entraînement. C'est loin d'être ennuyeux ou de tout repos ! Le yoga requiert aussi un gros effort de concentration : laisser ses problèmes au vestiaire et ne penser à rien d'autre qu'à la présence de son corps n'est pas une mince affaire, vous verrez…

Le yoga pourrait vous amener à changer des habitudes néfastes. C'est plutôt une bonne chose, non ?

« C'est un effet de mode »

Le yoga existe depuis 4 000 ans. Ce serait un effet de mode qui durerait vraiment très longtemps alors ! L'objectif du yoga est de vous permettre de devenir votre « vous » le plus authentique. Vous apprenez sur vous-même. C'est un processus à durée indéterminée : on a toujours des choses à découvrir sur soi. Cependant, le monde change, et de nouvelles formes de yoga apparaissent pour vous offrir une pratique adaptée à vos besoins.

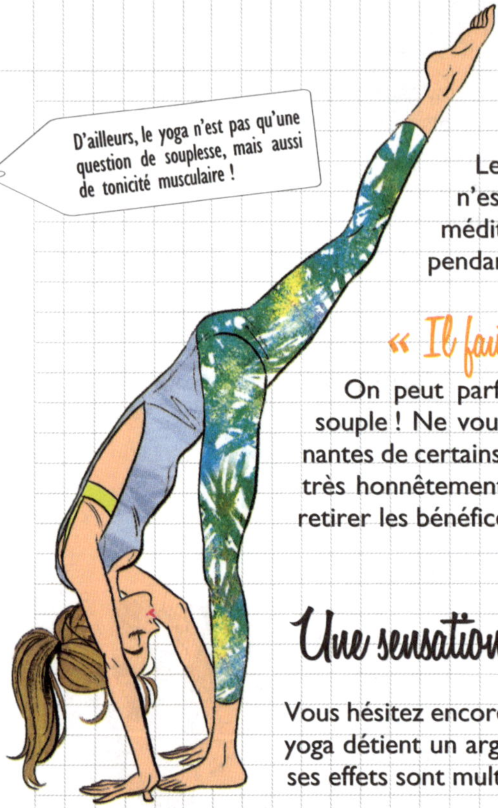

D'ailleurs, le yoga n'est pas qu'une question de souplesse, mais aussi de tonicité musculaire !

« C'est un truc de vieux »

Le yoga peut s'avérer physique, très physique. Ce n'est pas qu'une histoire de chakras, chants spirituels, méditation… Un cours de yoga, parfois, c'est de la sueur pendant, des courbatures après.

« Il faut être souple »

On peut parfaitement commencer le yoga sans être mince ni souple ! Ne vous découragez pas à la vue des contorsions hallucinantes de certains maîtres yogis. Rome ne s'est pas faite en un jour et, très honnêtement, aucune de ces postures n'est indispensable pour retirer les bénéfices de votre pratique…

Une sensation feel good qui dure… longtemps !

Vous hésitez encore, vous n'êtes toujours pas convaincue ? Pourtant, le yoga détient un argument imparable : il agit dès la première séance, et ses effets sont multiples, à la fois sur le corps et l'esprit.

Après les premiers cours

Dès la première séance, vous allez constater de nombreux bénéfices : une sensation de détente et une diminution du stress. Immédiatement, on ressent un bien-être corporel. Vous ressortez de votre cours vidée et détendue. Vous vous sentez vive, pleine d'énergie, au top de la positive attitude.

Après quelques mois

Après quelques mois de pratique, on observe un renforcement du système immunitaire, une meilleure humeur, une amélioration de la souplesse et de l'équilibre, une diminution des maux de dos et des douleurs articulaires. Vous admirerez également, pour votre plus grand bonheur, une silhouette affinée et galbée, une meilleure confiance en votre corps et… une vie sexuelle plus épanouie (ça compte aussi).

Après quelques années

Après quelques années, vous aurez plus de facilité à conserver votre poids de forme sans faire le yoyo. Vos os seront plus solides, vos muscles plus développés (fins et joliment galbés) et plus résistants. Tout votre état

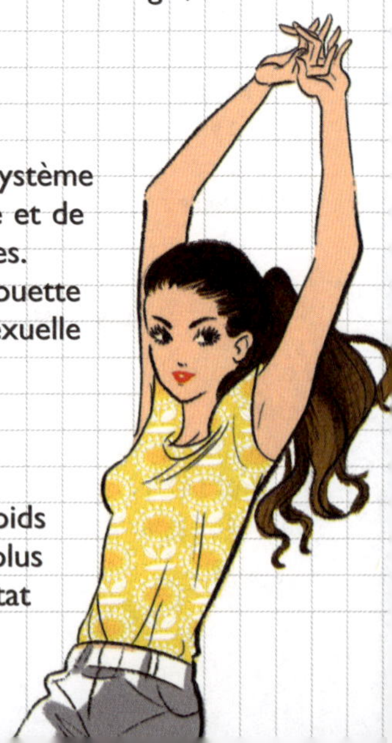

général sera reboosté. On observe d'ailleurs une diminution des risques de maladies cardio-vasculaires. Au fil des séances, vous allez apprendre à mieux écouter votre corps, à le regarder autrement, comme un partenaire dont il faut prendre soin. Vous vous sentirez bien dans votre corps. Le yoga favorise le « mieux-être » physique et psychologique !

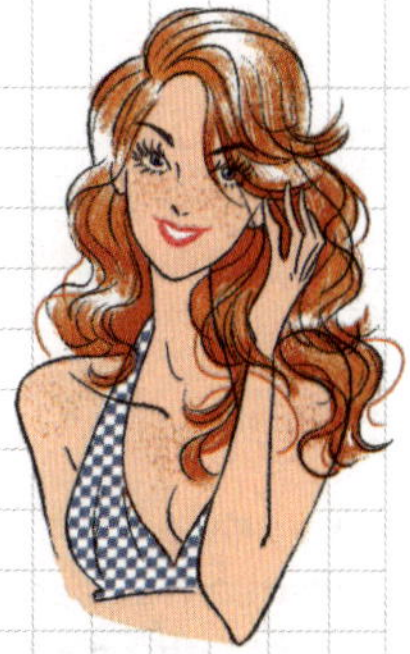

Le strala sculpte aussi l'esprit !

Une jolie silhouette, c'est bien. Mais ce n'est pas suffisant : à quoi bon avoir des jambes toniques si votre esprit, fatigué par le stress du quotidien, est tout raplapla ? Pas de panique : le strala yoga est là pour ça aussi.

Je suis ZENNNNN

En vous recentrant sur votre corps et vos sensations, le strala yoga va vous enseigner le lâcher-prise, comment vivre pleinement le moment présent. Vous allez faire le vide dans votre tête, évacuer les tracas du quotidien et les pensées parasites. Finie, l'agitation mentale : vous allez apprendre à gérer différemment le stress, à prendre du recul face aux événements. Quand vous quitterez votre tapis, votre esprit sera plus clair : avec un mental apaisé et centré, on prend de meilleures décisions.

Gros dodo

Vous ne vous rappelez plus la dernière fois que vous avez fait une nuit complète ? Vous tournicotez dans votre lit pendant 1 heure avant vous endormir ? Plutôt que les somnifères, le yoga pourrait bien vous aider : la relaxation agit sur les tensions nerveuses et prépare au sommeil. Bye bye, insomnie !

Une concentration en béton

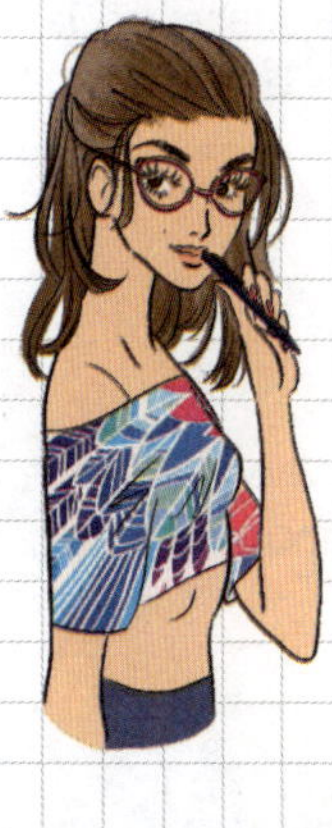

Plus vous ferez de yoga, plus vous aurez de facilité à vous concentrer et à réfléchir. Le yoga vous apprend à rester focalisée sur une seule et même chose. L'alignement du corps, la respiration synchronisée avec les mouvements améliorent la capacité de concentration. Vous vous entraînez à canaliser votre énergie et à l'utiliser de manière plus positive, plus apaisée.

Booster sa confiance en soi

Faire du yoga, c'est tout simplement apprendre à vous aimer telle que vous êtes. Dans la vie de tous les jours, nous avons tendance à nous dévaloriser, et cela nous empêche d'entreprendre beaucoup de choses. Le yoga révèle votre potentiel : vous partez avec votre force, votre souplesse, vos peurs, et peu à peu vous progressez. Réussir une posture auparavant inaccessible va renforcer votre confiance en vous, vous vous sentirez plus forte et prête à relever les défis du quotidien.

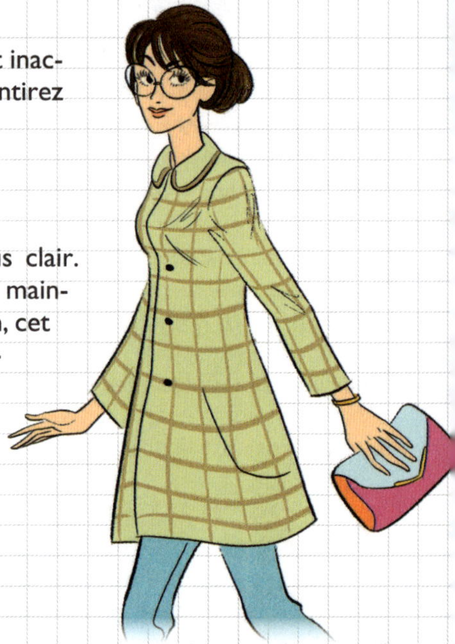

Être plus réfléchie

Le yoga permet d'être plus présente, d'avoir l'esprit plus clair. Lorsque nous sommes sur notre tapis, nous sommes ici et maintenant, entièrement présentes et concentrées. Au quotidien, cet entraînement permet de prendre du recul, et nous trouvons plus facilement des solutions à nos soucis. Lorsque notre mental est plus calme, et centré, nous faisons de meilleurs choix et nous positivons ! Adieu, montagnes russes émotionnelles !

Belle et musclée

Un corps tonique

Le strala yoga est idéal pour se sentir bien dans sa peau ! Pratiqué régulièrement, il sculpte la silhouette depuis l'intérieur. Grâce au travail sur les muscles profonds, il donne des fondations fermes et un corps énergique dans lequel vous vous sentirez bien. Le yoga fait travailler la totalité des muscles du corps : ils se renforcent, s'allongent et se galbent joliment. Il travaille les muscles en douceur et en profondeur plutôt qu'en volume. Résultat : un corps harmonieux.

Des bras fermes et des épaules dessinées

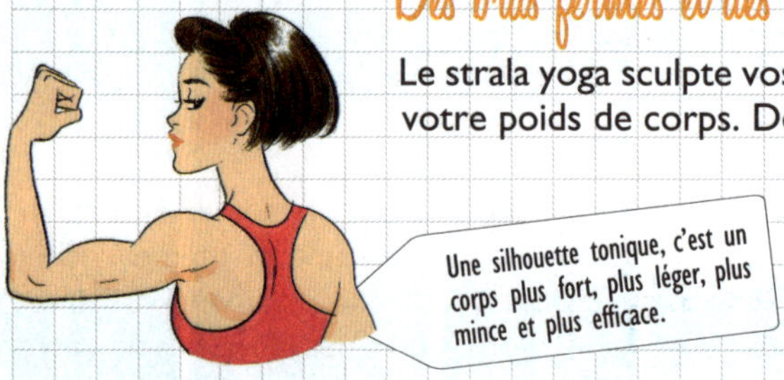
Une silhouette tonique, c'est un corps plus fort, plus léger, plus mince et plus efficace.

Le strala yoga sculpte vos bras et vos épaules en utilisant uniquement votre poids de corps. De nombreuses postures se font en appui sur les mains et sollicitent l'ensemble du haut du corps. Une pratique régulière vous donnera des bras fins, fermes et musclés, ainsi que de jolies épaules.

Un dos fort

Le strala yoga tonifie tous les muscles du dos et prévient les douleurs dorsales. Une pratique régulière peut dénouer les tensions du haut du dos (cou, nuque, épaules), renforcer la zone dorso-lombaire et la sangle abdominale.

Un six pack… ou presque !

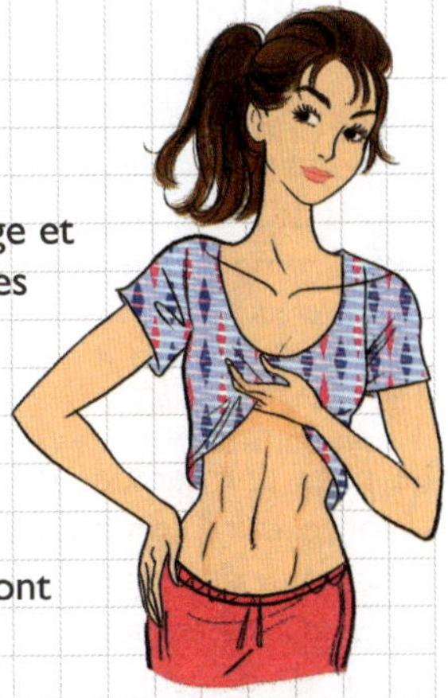

Le yoga peut vous aider à avoir un ventre plat. Les postures de gainage et d'équilibre raffermissent la sangle abdominale. Une multitude de poses fortifient le centre du corps et permettent de réduire l'excédent de graisse. Votre petite bedaine va fondre, jour après jour. Renforcer vos abdominaux vous rendra aussi plus stable, plus énergique. Vous observerez une amélioration de votre posture et de votre allure. En plus, en yoga, une sangle abdominale gainée assure un travail plus efficace et plus rapide du reste de votre corps, car les muscles seront sollicités plus efficacement.

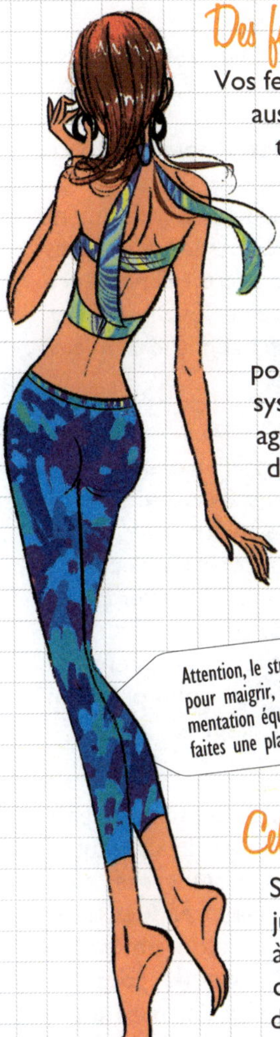

Des fesses d'acier

Vos fesses font triste mine ? La gravité vous joue des tours ? Le strala yoga peut aussi faire quelque chose pour votre postérieur. Quand vous tenez une posture debout, vous travaillez sur le bas du corps, vous le rendez tonique, ferme, mince et musclé.

Un atout minceur

Moins contraignant qu'une diète et plus ludique qu'un bouillon de légumes, le strala yoga peut aider à perdre du poids. En effet, certaines postures de yoga boostent le métabolisme, car elles viennent nettoyer le système digestif et stimuler la circulation sanguine. De nombreux exercices agissent sur certaines glandes (comme la thyroïde), massent les organes digestifs et favorisent ainsi l'élimination des toxines et l'amincissement.

Les respirations profondes qui accompagnent les mouvements débarrassent les organes des toxines et les régénèrent. Chaque partie du corps est étirée, puis compressée, les déchets stockés dans les tissus sont éliminés.

Le yoga permet aussi de réguler l'hormone du stress, le cortisol, en partie responsable de la prise de poids. En effet, une production excessive de cortisol favorise l'accumulation de graisses dans le milieu du corps, donc autour du ventre.

Attention, le strala yoga ne fait pas tout : pour maigrir, il faut aussi avoir une alimentation équilibrée. Limitez les chips, et faites une place aux brocolis !

Cellulite-killer

Strala yoga et cellulite sont des ennemis jurés. La pratique du yoga vous aidera à réduire l'excédent graisseux qui constitue la cellulite. Bye bye, peau d'orange ! Pendant une séance de yoga, vous bougez votre corps, vos

Pour un effet anticellulite encore plus efficace, limitez les aliments industriels, veillez à votre consommation de sel et buvez beaucoup d'eau afin d'éliminer les toxines stockées dans les graisses.

muscles se réveillent et votre circulation sanguine s'active. L'enchaînement de certaines postures cible les hanches, les cuisses et les fesses, autrement dit les lieux de villégiature favoris de la cellulite. Cependant, et comme toujours, il est important de pratiquer régulièrement pour obtenir des résultats visibles.

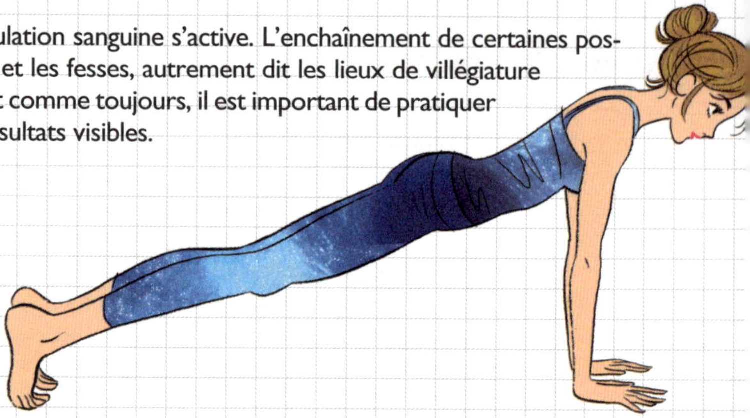

Un corps musclé et fort

Le yoga permet de développer sa force, car il constitue un véritable entraînement physique. Vous n'avez besoin d'aucune machine, d'aucun poids, juste de votre propre corps. Le yoga aide à construire de la masse musculaire, il vous rendra plus résistante et puissante. Tenir les postures de base pendant plusieurs respirations, puis les enchaîner de façon plus dynamique va véritablement dessiner votre musculature.

Le yoga insiste sur les muscles profonds, souvent délaissés, et permet de développer une force homogène sur l'ensemble du corps, ce qui donne une structure solide.

Les mouvements et amplitudes différents de ceux que vous pratiquez habituellement font appel à d'autres fibres musculaires, vous apprenez à mieux mobiliser les différentes parties de votre corps, vous bougez plus efficacement. Le yoga accroît l'endurance musculaire et la propension à réaliser des efforts. Il contracte et décontracte les muscles, assouplit et renforce les articulations. Votre corps apprend à mieux récupérer entre chaque effort et se fortifie dans sa globalité.

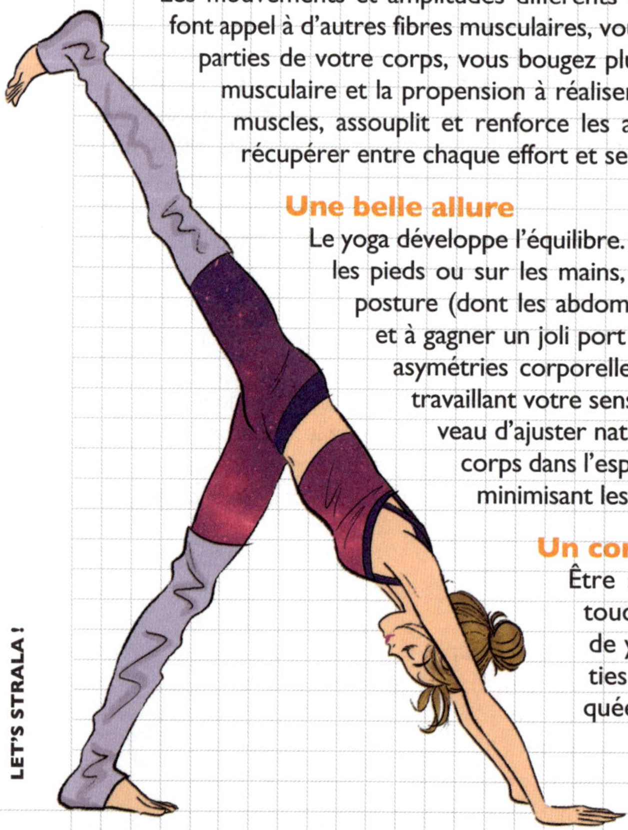

Une belle allure

Le yoga développe l'équilibre. Beaucoup de poses de yoga, en équilibre sur les pieds ou sur les mains, renforcent vos muscles stabilisateurs et de posture (dont les abdominaux), ce qui contribue à vous tenir droite et à gagner un joli port de tête. De plus, le yoga corrige nos petites asymétries corporelles et rétablit une harmonie générale. Et, en travaillant votre sensibilité proprioceptive (ce qui permet au cerveau d'ajuster naturellement la position et les mouvements du corps dans l'espace), vous effectuez des gestes plus précis en minimisant les risques de chute et de blessures.

Un corps souple et relaxé

Être souple ne consiste pas seulement à venir toucher ses pieds avec ses doigts. Les postures de yoga visent à assouplir de nombreuses parties du corps qui sont nouées, tendues, bloquées, ou tout simplement qu'on ne bouge jamais ou peu dans la vie de tous les jours (colonne vertébrale, mais aussi hanches, genoux, chevilles, poignets).

Mon bilan avant

Une fois que vous aurez goûté au yoga, vous ne pourrez plus vous en passer ! Mais en attendant, rien de tel pour se motiver à commencer (et à recommencer encore et encore) que d'avoir un aperçu des résultats que l'on pourrait obtenir. Objectifs feel good, silhouette ou motivation, vous pourrez ainsi comparer l'avant et l'après. Et vous aurez de belles surprises !

Je me fixe des objectifs physiques

- ❑ Me tonifier, me muscler, réduire ma cellulite pour avoir un corps harmonieux. Au revoir complexes, bonjour bikini !
- ❑ Affiner le haut de mon corps et pouvoir montrer de jolies épaules et des bras fermes.
- ❑ Affiner le bas de mon corps pour parader sur des jambes de gazelle.
- ❑ Perdre le gras au niveau du ventre et oser les petits hauts moulants.
- ❑ Travailler ma souplesse et crâner en grand écart.
- ❑ Travailler mon équilibre.

Numérotez ces objectifs de 1 à 6.

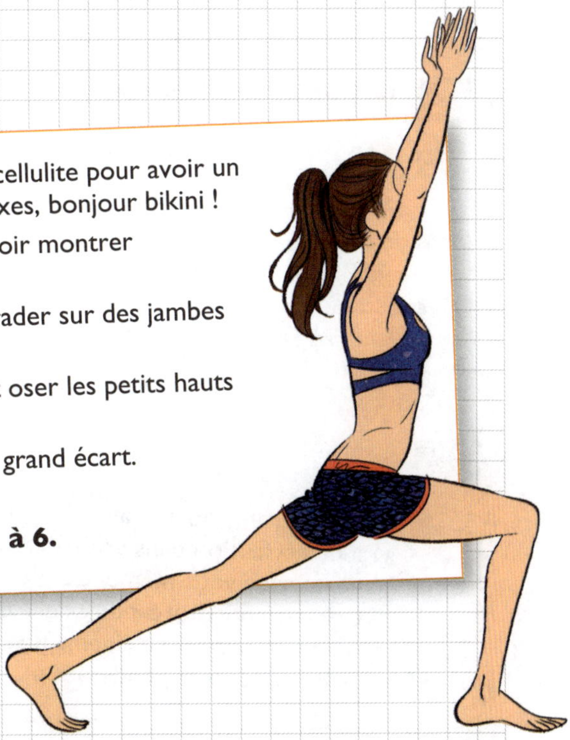

Je me fixe des objectifs psychologiques

- ❑ Arrêter de stresser : tout est sérieux, mais rien n'est grave !
- ❑ Me sentir bien dans ma tête et dans ma peau. Je prends du temps pour moi, je le mérite.
- ❑ Améliorer ma concentration (et ne plus faire mille trucs en même temps).
- ❑ Me sentir plus confiante au quotidien et zigouiller les pensées négatives.
- ❑ Avoir un mental de guerrière. Rien ne me résiste ; si je veux, je peux.
- ❑ Être indulgente avec moi-même. Je ne suis pas parfaite, et c'est très bien comme ça !

Numérotez ces objectifs de 1 à 6.

Je me fixe des objectifs lifestyle

En pratiquant le yoga, vous allez nécessairement enclencher une démarche plus profonde, remettre en question votre mode de vie et vous fixer des objectifs. Faites le point sur vos habitudes, et notez dans le petit contrat ci-dessous celles que vous aimeriez changer (par exemple : arrêter d'angoisser, manger moins de produits industriels, boire moins d'alcool, arrêter de fumer, arrêter de prendre certains médicaments, etc.).

Je suis déterminée à :

1. ....
2. ....
3. ....
4. ....
5. ....

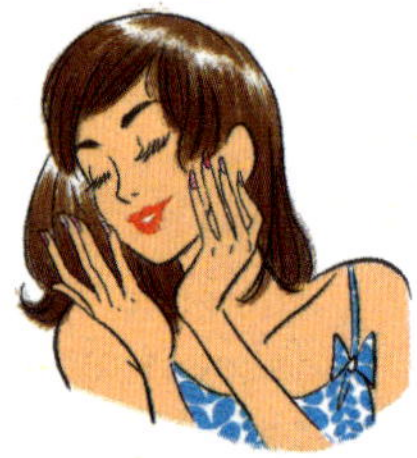

Date : ....

Signature : ....

Et maintenant, au travail ! Attention, il n'est pas question de planifier une grande révolution dans vos habitudes : allez-y doucement, soyez indulgente et patiente avec vous-même. Ce n'est pas parce que vous avez décidé de ne plus manger de nourriture industrielle que vous ne pouvez pas partager le pop-corn de votre amoureux au cinéma une fois de temps en temps ! Le secret de votre réussite est dans la pondération.

Atteignez vos objectifs chaque jour !

Fixez-vous un micro-objectif à chaque séance ! Tenir quelques secondes de plus une posture qui vous donne du fil à retordre, en essayer une nouvelle qui vous semblait infaisable… Et soyez fière de vos réussites, aussi minimes soient-elles !

Un programme à votre image !

Votre séance de strala yoga, c'est votre moment à vous. Pas de stress, j'ai imaginé un programme tout à fait réalisable, quel que soit votre niveau de départ, et que vous pourrez adapter en fonction de vos objectifs et de vos capacités. Les exercices sélectionnés sont relativement faciles, à condition d'y mettre du vôtre ! Ils permettront de tonifier votre corps, de sculpter vos muscles, de développer votre force et votre équilibre et d'apaiser votre mental. Ça en vaut la peine.

Chapitre 2

Avant de commencer…

En studio ou chez soi, dans une salle dédiée ou un jardin public, il est désormais possible de faire du yoga n'importe où et n'importe quand (#yogaeverywhere #yogaeveryday), mais surtout pas n'importe comment ! Si vous débutez le yoga, il est important que vous gardiez en tête quelques conseils pour bénéficier au maximum des effets positifs de la pratique. Partir bille en tête, sans savoir ce que vous faites et tenter des postures improbables est plutôt risqué. Le yoga exige de la régularité, de la concentration, et il est nécessaire d'acquérir des bases. Vous risquez de vous blesser en inventant la posture du chameau à trois bosses… Et de n'avoir aucun résultat. Et d'arrêter. Ce serait trop bête.

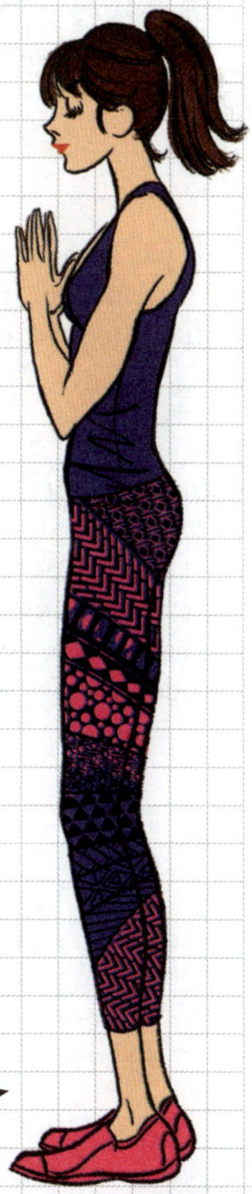

Comment progresser ?

Le strala yoga peut révolutionner votre silhouette (rien que ça !), à condition de le pratiquer régulièrement. Il permet de muscler harmonieusement tout le corps et de le tonifier, de gagner en souplesse, d'atténuer la cellulite grâce à son action détox et de mincir grâce à son effet antistress. Mais, comme toujours, « on n'a rien sans rien » : pour obtenir des résultats, vous devez être assidue et de bonne volonté.

Combien de séances par semaine ?

2 à 3 séances par semaine sont le minimum si vous voulez transformer votre corps et ressentir des effets bénéfiques sur votre mental. Se reprendre en main demande du temps, mais le jeu en vaut la chandelle… Attention à l'euphorie des débuts ! Il vaut mieux commencer par 2 séances par semaine et augmenter progressivement, plutôt que l'inverse.

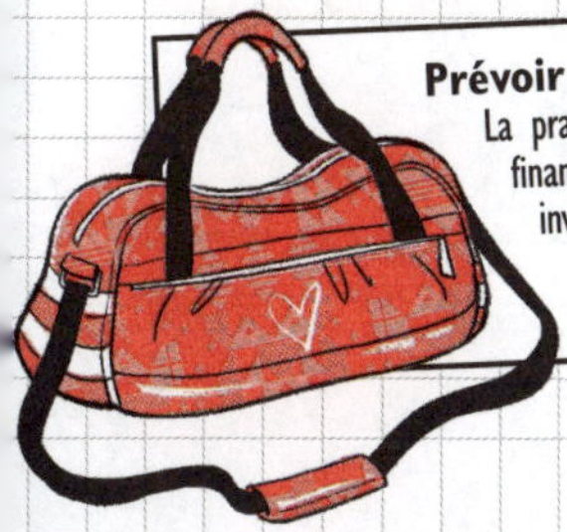

Prévoir les cours de yoga dans son budget

La pratique du yoga peut représenter un budget conséquent. Nous avons tous des moyens financiers différents, mais nous avons aussi toujours la possibilité de choisir dans quoi nous investissons notre argent. Quelles sont vos priorités ? Réfléchissez à vos dépenses et à ce qu'elles vous apportent sur le court et le long terme. Est-ce que vous préférez acheter cette nouvelle paire de chaussures, ou bien prendre soin de votre bien-être ?

Comment caser le yoga dans mon emploi du temps ?

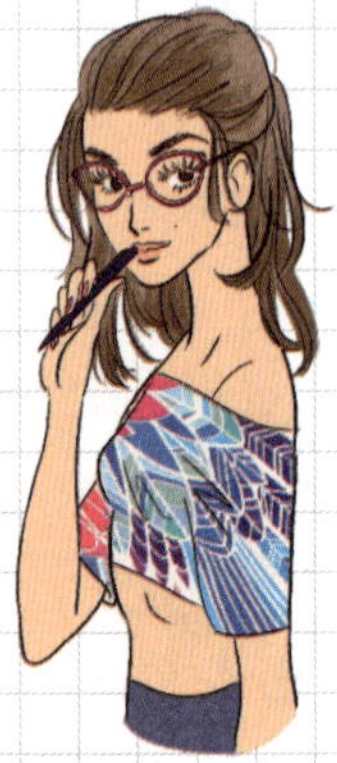

En parfaite Wonder Woman, vous êtes totalement surbookée. Entre le travail, les amis, les sorties, vous n'avez pas une minute à vous. Grossière erreur. Vous vous voilez la face. Du temps, on en a toutes ! Si, si. C'est juste qu'on l'utilise mal. Pour décompresser, on cherche des activités faciles qui ne demandent pas beaucoup d'effort physique… Vous voyez de quoi je parle ? Au final, ces occupations nous fatiguent et nous laissent encore plus épuisées, avec en prime le sentiment d'avoir été totalement improductives ! Bonjour l'estime de soi. Le temps de se faire du bien, on l'a si on le prend. Plutôt que de suivre la dernière saison d'une série qui traîne en longueur ou de surfer sur les réseaux sociaux, consacrez-vous à des activités qui vous rechargent en énergie et en ondes positives (le yoga, par exemple) !

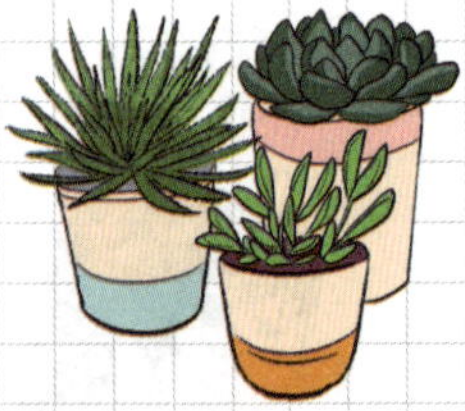

Je donne la priorité à mon bien-être !

On a toutes des impératifs auxquels on ne peut pas déroger : bien sûr, vous n'allez pas rater ce rendez-vous professionnel ou abandonner votre bébé à la crèche pour aller à votre séance de sport. Pour autant, cela ne veut pas dire qu'il n'y a pas de place pour vos cours de yoga dans votre vie. Il vous faut apprendre à faire de vous-même une priorité. En la matière, le maître mot est O-R-G-A-N-I-S-A-T-I-O-N.

Je m'organise

Pour bénéficier d'une plage horaire dédiée à votre bien-être, prévenez votre boss, vos collègues et votre entourage des heures de vos séances de yoga. L'habitude sera vite prise et intégrée. Tout le monde peut se passer de vous une petite heure.

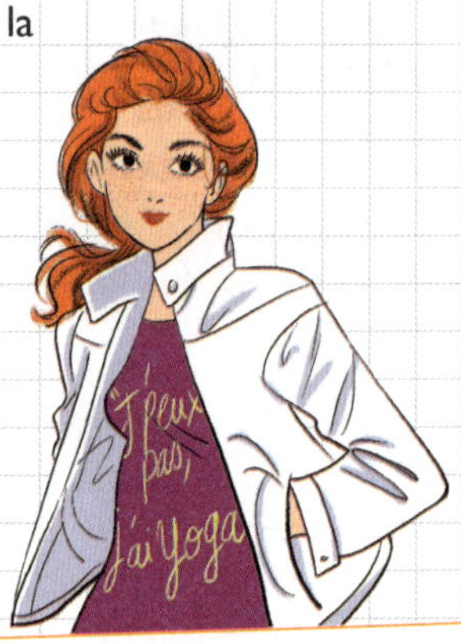

Je cale mes séances de yoga des jours fixes :

	Lundi	Mardi	Mercredi	Jeudi	Vendredi	Samedi	Dimanche
Yoga or not yoga ?	❑ De … h à … h.	❑ De … h à … h.	❑ De … h à … h.	❑ De … h à … h.	❑ De … h à … h.	❑ De … h à … h.	❑ De … h à … h.

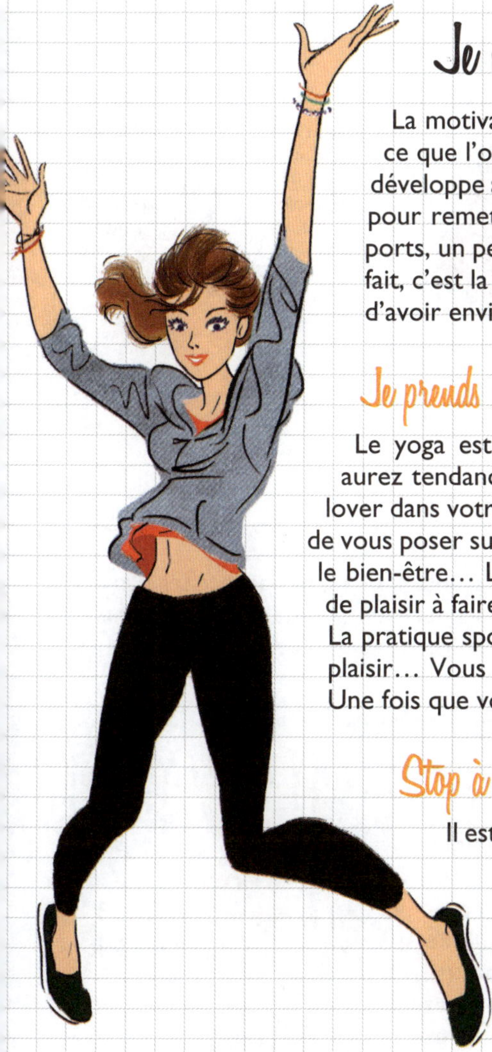

Je me motive

La motivation, c'est ce qui nous pousse à agir. Contrairement à ce que l'on pourrait penser, la motivation n'est pas innée, elle se développe avec la pratique. Bien souvent, on se trouve des excuses pour remettre à plus tard (le mauvais temps, le travail, les transports, un petit rhume, etc.). La procrastination n'est jamais loin. En fait, c'est la notion de plaisir qui est bien souvent en cause : difficile d'avoir envie de faire quelque chose qui nous ennuie…

Je prends mon pied !

Le yoga est une discipline exigeante. Pour vous détendre, vous aurez tendance à rechercher un plaisir plus immédiat, comme vous lover dans votre canapé et regarder un film, plutôt que de faire l'effort de vous poser sur votre tapis. La paresse prend régulièrement le pas sur le bien-être… La bonne nouvelle, c'est qu'on peut prendre beaucoup de plaisir à faire du yoga, et que ce plaisir vous rendra très vite accro ! La pratique sportive vous fait sécréter de l'endorphine, l'hormone du plaisir… Vous en redemanderez. Au final, seul coûte le premier pas. Une fois que vous l'aurez fait, vous ne voudrez plus vous arrêter.

Stop à la flemme !

Il est tout à fait normal de se laisser aller de temps en temps, mais il ne faut pas que cela devienne (trop) régulier. Si vous ratez plusieurs cours, vous aurez du mal à faire votre retour sur le tapis : vous craindrez de ne plus être assez en forme. Le plaisir que le yoga vous procure deviendra un lointain souvenir, la paresse reprendra le dessus. C'est un cercle vicieux !

Mes conseils pour rester motivée

- ✔ Faites du yoga très régulièrement, ne restez jamais 2 semaines d'affilée sans pratiquer.
- ✔ Pensez au bénéfice de l'après-séance ! Écrivez sur une feuille les sensations que vous ressentez après votre cours de yoga (bien-être, détente profonde, etc.). En cas de coup de mou, lisez-la pour vous rebooster !
- ✔ Considérez votre séance comme votre pause cocooning. C'est VOTRE moment.

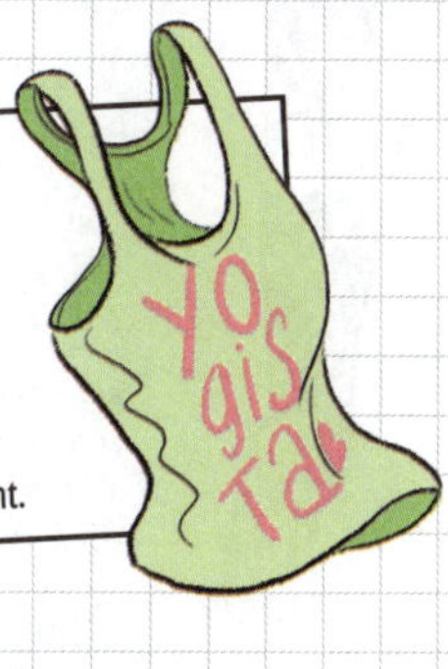

Mon premier cours de yoga...

Le bon conseil : commencez le yoga en studio, afin d'être accompagnée pour vos débuts. Le professeur vous aidera à vous sentir bien, vous conseillera, vous rassurera et vous acquerrez ainsi de bonnes bases. De plus, sortir de chez vous, être dans un autre cadre vous permettra de lâcher prise plus facilement. Chez soi, on a plus de mal à déconnecter de ses inquiétudes. L'effet de groupe libère une énergie qui vous donnera des ailes.

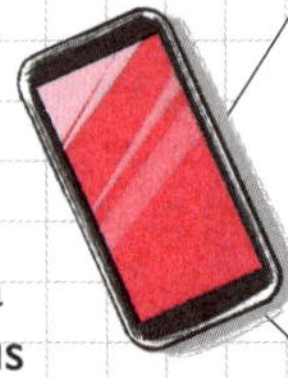

Les cours en vidéo
Si vous n'avez pas la possibilité ou l'envie d'assister à des cours, les tutoriels vidéo sont une bonne solution pour pratiquer chez soi. Ils doivent avoir été réalisés spécialement pour un niveau débutant. La bonne chaîne ? www.stralayoga.com, Doctissimo ou Birchbox où sont disponibles des cours en français que j'ai faits.

Mon équipement de yogista

Contrairement à d'autres sports, la pratique du yoga a l'avantage de ne pas nécessiter d'investissements faramineux. Toutefois, vous aurez besoin d'acquérir un peu de matériel avant de vous lancer. Et, lorsqu'on débute, savoir quels sont les indispensables à acheter ne coule pas forcément de source.

Ma tenue de yogista

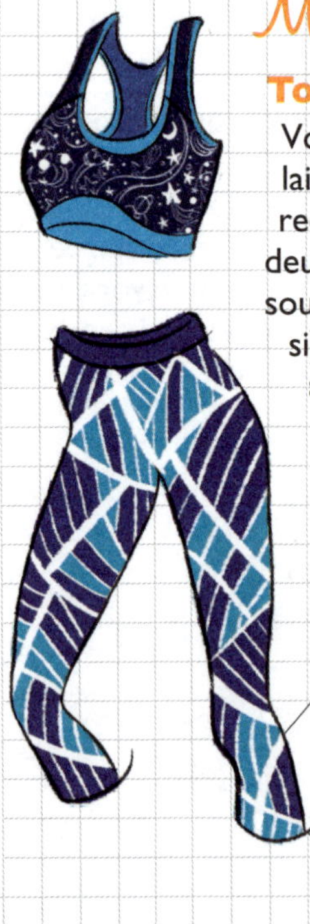

Top + legging

Votre tenue doit être confortable et vous laisser libre de vos mouvements. Je vous recommande un tee-shirt ou un débardeur près du corps, car cela évitera qu'il se soulève quand vous aurez la tête en bas (si, si) dans certaines postures ; vous serez ainsi plus à l'aise. De même, vous serez mieux dans un pantalon de sport ou un legging resserré au niveau des chevilles : s'il est trop long, vous risquez de vous prendre les pieds dedans.

Les critères du legging parfait :

- ✔ confortable : il ne doit pas vous cisailler le ventre,
- ✔ stretch, pour vous permettre de bouger,
- ✔ d'une matière qui évacue la transpiration.

Mes leggings, brassières, tee-shirts, élastiques et bandeaux favoris sont ceux de la marque Nike Women, qui propose un large choix. C'est selon moi ce qui se fait de mieux du point de vue confort, technique et esthétique. *Idem* pour les sacs de sport.

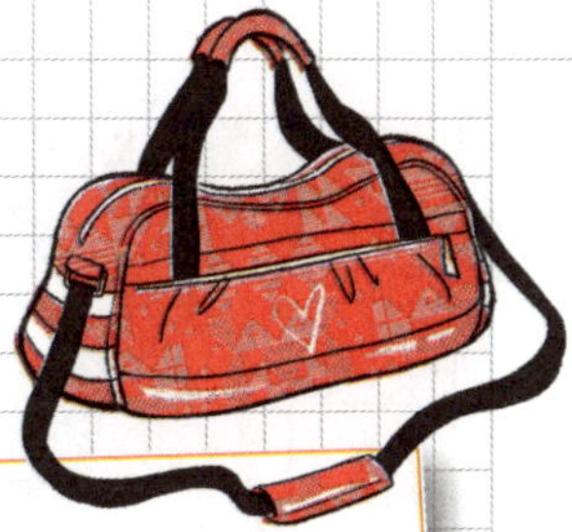

La brassière

Choisissez une brassière qui vous maintient bien sans vous étouffer. Elle ne doit pas être trop serrée, afin que vous puissiez bien respirer ! Je déconseille les matières trop extensibles, qui souvent ne soutiennent rien. Elle doit être dans une matière qui évacue la transpiration.

Dans mon sac de sport, il y a :

- ✔ ma tenue de yogista,
- ✔ un élastique pour attacher mes cheveux,
- ✔ une serviette de toilette pour éponger mon visage, des lingettes, du démaquillant et du déodorant pour me rafraîchir,
- ✔ un petit gilet, une paire de chaussettes, et éventuellement une petite couverture pour me couvrir pendant la relaxation et rester au chaud en sortant du cours,
- ✔ une bouteille d'eau pour m'hydrater avant, pendant et après le cours.

Le tapis

Votre tapis de yoga doit avoir quelques qualités indispensables, surtout si vous l'utilisez 3 fois par semaine, voire chaque jour. Il doit :

- ✔ être suffisamment amortissant et épais pour protéger dos et articulations lors des postures,
- ✔ avoir une bonne adhérence au sol (antidérapant),
- ✔ être si possible en matière naturelle, surtout si vous avez tendance à transpirer : il absorbera la transpiration et vous évitera de glisser,
- ✔ être facile d'entretien (certains tapis passent en machine à 40 °C),
- ✔ être facile à transporter et à ranger (à rouler, ou à replier).

Le yoga se pratique pieds nus sur le tapis pour une bonne adhérence.

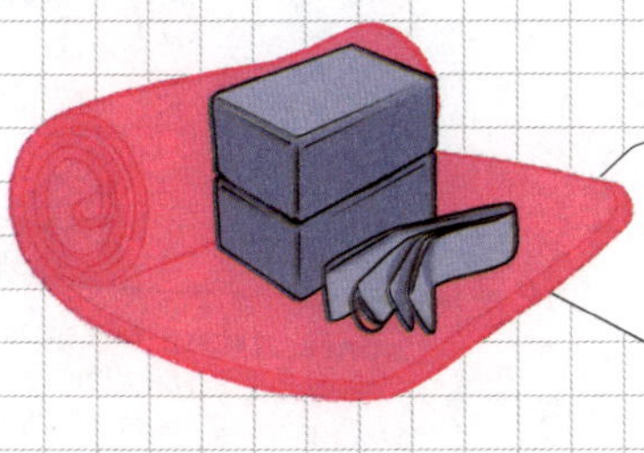

Je conseille les marques Jade Yoga et Manduka. Leurs tapis durent très longtemps et sont faits en matière naturelle et recyclée. Pile dans l'esprit yoga !

Derniers conseils indispensables avant le grand moment

Vous avez trouvé le tapis parfait, enfilé votre legging, attaché votre crinière… Vous êtes parée. Ce serait trop bête de laisser un petit détail auquel vous n'avez pas pensé gâcher le début de votre aventure de yogista…

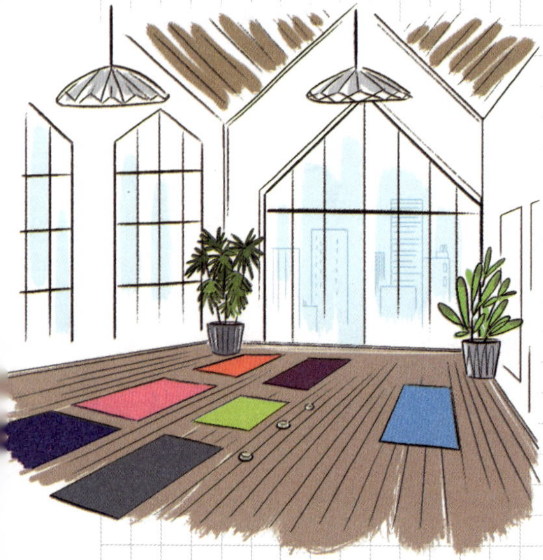

Conseil n° 1 : pratiquez le yoga 2 heures après un repas léger, 4 à 6 heures après un repas lourd. Sinon, vous risquez de vous sentir lourde, d'avoir envie de vomir, surtout quand vous aurez la tête en bas.

Conseil n° 2 : évitez de porter des parfums lourds (type eau de Cologne) durant la séance de yoga – ils pourraient vous indisposer – et pensez à retirer vos bijoux, qui risquent de vous gêner, voire de vous blesser.

Conseil n° 3 : veillez à arriver au cours toute fraîche. Vous serez proche physiquement des autres élèves et du professeur, qui peut passer vous aider dans certaines postures. Vous serez donc beaucoup plus à l'aise si vous vous sentez propre. Emportez une petite serviette, vous pourrez vous rafraîchir dans les toilettes du studio à votre arrivée.

La respiration

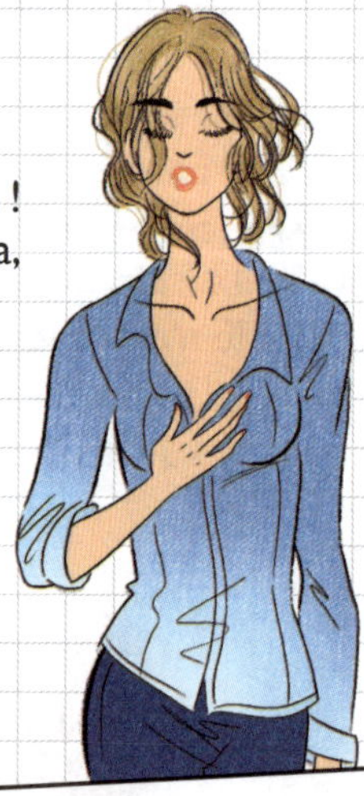

Je vous l'ai déjà dit : si vous savez respirer, vous pouvez faire du yoga ! Cependant, bien respirer n'est pas aussi simple qu'il y paraît. En yoga, tous les mouvements découlent de la respiration. Respirer permet d'enchaîner les postures avec facilité et fluidité, aide le mental à se détendre et permet de relâcher les tensions physiques et nerveuses. La respiration aligne le corps dans son entier, et l'aligne avec l'esprit.

Bien respirer, à quoi ça sert ?

À bien se positionner sur une posture

La respiration permet d'aligner son corps dans une posture. Par exemple, lorsque vous respirez profondément, vous avez tendance à vous redresser. Une bonne oxygénation des muscles vous aidera à tenir les positions plus longtemps : si vous ne respirez pas, ou pas suffisamment, vous vous essoufflerez vite. De plus, une bonne respiration rythmera l'enchaînement de vos postures et contribuera à tonifier vos muscles profonds (et vous aurez belle allure).

L'apnée stresse le corps

Au début, vous aurez tendance à retenir votre respiration. C'est normal, et inconscient, mais contre-productif. Prêtez-y attention ! Quand on retient son souffle, le corps se tend, devient raide et l'inconfort s'installe. On crée du stress dans son corps et on risque de se faire mal, car la posture ne sera pas correctement réalisée.

À s'entraîner plus efficacement

Une respiration profonde permet au corps de travailler efficacement : les muscles profonds sont davantage mobilisés qu'avec une respiration superficielle, le diaphragme et les muscles du ventre entrent en action. Le renforcement musculaire est boosté ! À chaque inspiration, allongez votre corps et raffermissez-le. À chaque expiration, détendez-le. Ce travail respiratoire va vous aider à avoir un corps fort.

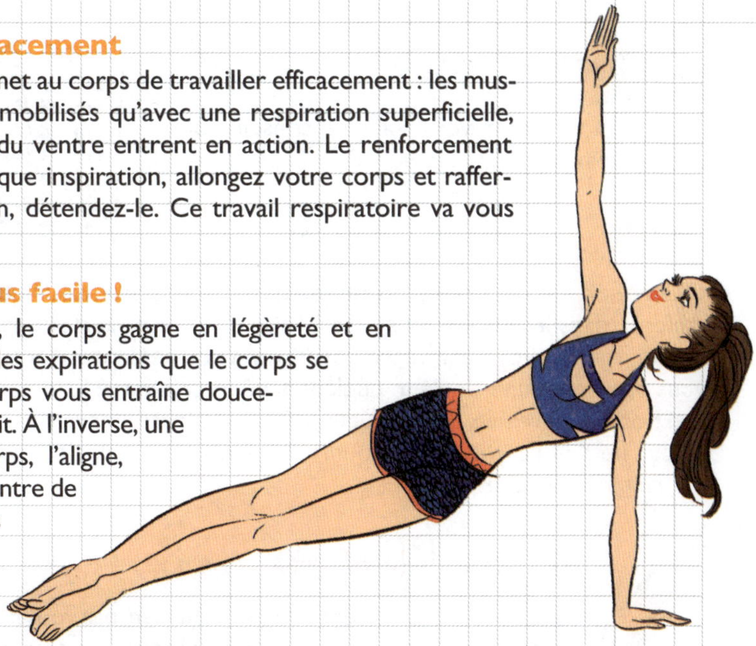

À rendre le training plus facile !

Quand on respire calmement, le corps gagne en légèreté et en souplesse. En effet, c'est lors des expirations que le corps se relâche, et que le poids du corps vous entraîne doucement vers le sol et vous assouplit. À l'inverse, une inspiration redresse votre corps, l'aligne, gaine le buste et ajuste votre centre de gravité : vous vous sentez plus légère, avec un poids du corps mieux réparti !

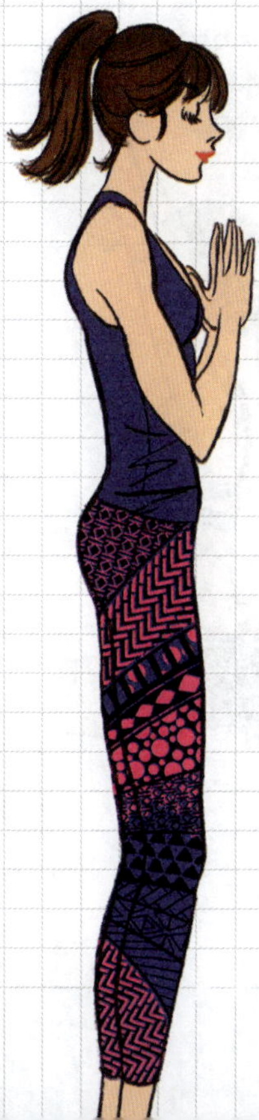

Comment faire ?

Il faut synchroniser vos mouvements avec votre respiration. À chaque inspiration, prenez de l'expansion et allongez votre corps. À chaque expiration, lâchez prise et détendez votre corps. Tous les mouvements d'expansion du corps se font sur l'inspiration (quand vous vous grandissez, par exemple), et tous les mouvements de relâchement se font sur l'expiration. C'est assez naturel et instinctif. Laissez la respiration guider les mouvements.

Le bon rythme

Votre respiration doit rester suffisamment calme pour que vous puissiez tenir une conversation, mais attention : il ne s'agit pas non plus de papoter avec votre voisin/voisine pendant le cours, juste de respirer calmement, sans forcer. Quand vous effectuez une posture et que vous sentez que votre souffle s'accélère, ralentissez le rythme, reposez-vous, revenez en arrière, exécutez une pose dans laquelle vous pouvez faire redescendre votre rythme cardiaque.

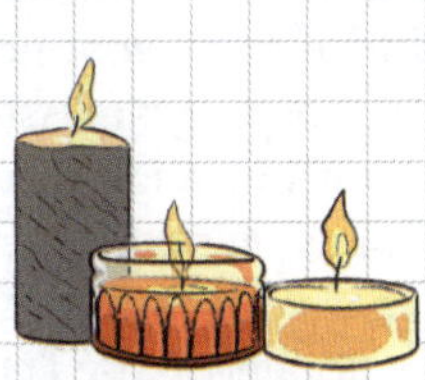

La bonne pratique

Avant de vous lancer, voici quelques conseils pour tirer un maximum de bien-être de votre séance.

Le bon indice ?
Encore la respiration !
Pour savoir si vous forcez, si vous brusquez votre corps, la respiration est un indicateur clé : quand la respiration bloque, c'est que vous tentez de passer en force. Stop !

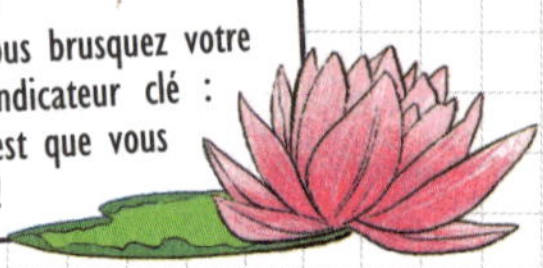

J'écoute mon corps

Que ce soit en cours collectifs ou seule chez vous, réalisez uniquement des postures « confortables », dans lesquelles vous êtes à l'aise. Ne forcez surtout pas sur vos muscles. La douleur est un signal envoyé par votre corps, qui vous demande d'arrêter ce que vous lui infligez. Si vous ressentez une douleur quelconque, sortez immédiatement de la posture et retrouvez une position agréable, dans laquelle vous vous sentez bien, sans aucune tension. La pratique du yoga ne doit pas vous faire souffrir : si vous avez mal, c'est que vous n'êtes pas bien placée, rien ne sert d'insister.

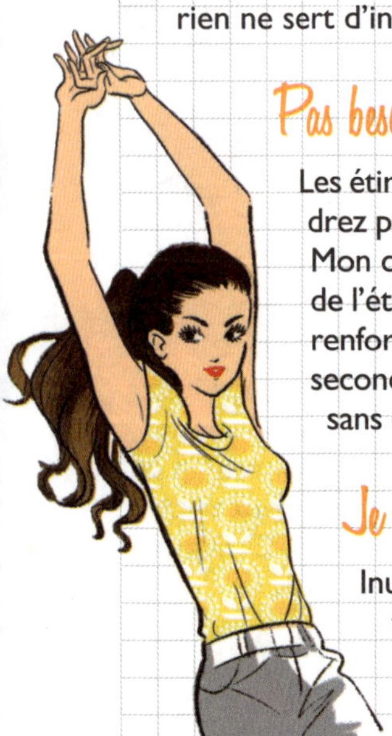

Pas besoin de forcer pour s'assouplir !

Les étirements doivent vous faire du bien, pas vous faire mal. Vous ne deviendrez pas plus souple en forçant. J'ai gagné ma souplesse sans jamais forcer. Mon corps s'est « ouvert » petit à petit. C'est l'expiration qui fait gagner de l'étirement, sans forcer, juste en relâchant. *Idem* pour les postures de renforcement musculaire : c'est en allongeant petit à petit, de quelques secondes à chaque fois la tenue de l'exercice que vous progresserez sans douleur.

Je détends mes muscles

Inutile de crisper les muscles pour tenir une posture. Il faut mobiliser ceux dont vous avez besoin pour une posture et détendre les autres. Quand vous bougez, essayez de relâcher vos muscles au maximum, c'est ainsi qu'ils travailleront le mieux.

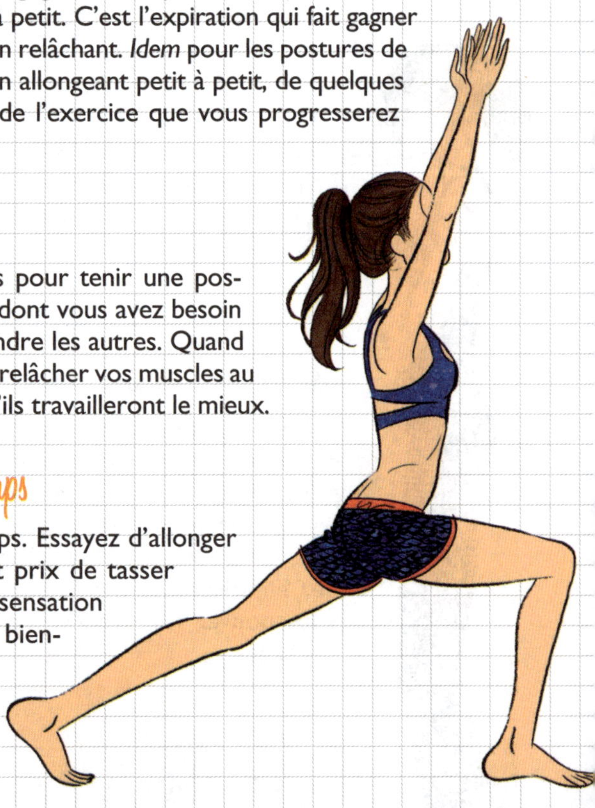

Je cherche à créer de l'espace dans mon corps

L'idée est de créer de l'espace dans votre corps. Essayez d'allonger uniformément vos mouvements, évitez à tout prix de tasser votre corps, grandissez-vous, étirez-vous. La sensation d'expansion augmentera votre sensation de bien-être. Les muscles et les articulations qui s'allongent vous feront gagner en souplesse et vous donneront de l'énergie. Ça relâche les tensions, vous évacuez ainsi le stress.

No pression !

Votre pratique ne sera jamais la même tous les jours. Selon les séances, vous n'aurez pas la même souplesse, la même endurance, la même énergie. Adaptez les postures selon votre ressenti et votre état du moment. Gardez en tête que le yoga n'est pas une question de performance, mais de bien-être !

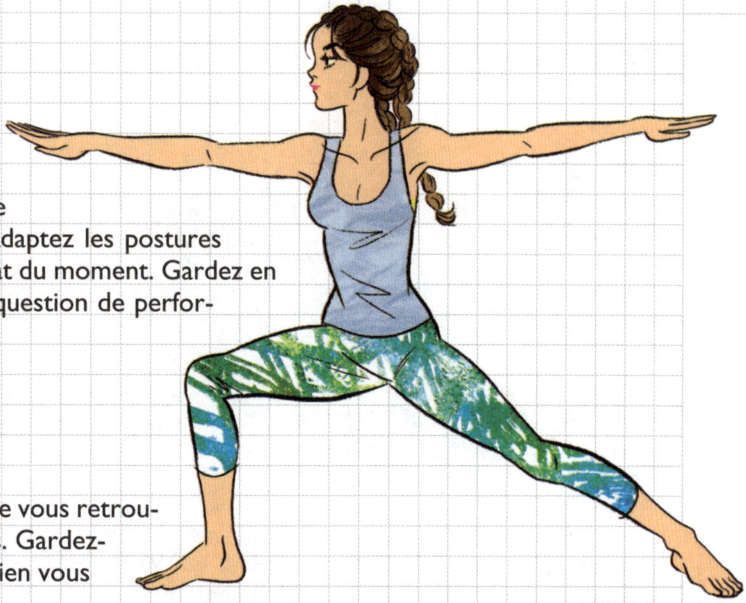

Se placer

Le yoga a quelques principes, que vous retrouverez souvent dans les postures. Gardez-les en tête, ils vous aideront à bien vous placer.

✔ **Garder les genoux à l'aplomb des chevilles**
C'est la règle pour la plupart des postures debout, les genoux doivent toujours être alignés avec les chevilles, veillez à ce qu'ils ne partent ni vers l'extérieur ni vers l'intérieur, ni vers l'avant (ils ne doivent pas dépasser les orteils). Évitez également de les bloquer en tendant les jambes au maximum. Pensez à appliquer cet alignement genoux-chevilles, car avec le temps un mauvais alignement peut user les articulations.

✔ **Avoir une bonne emprise sur le sol avec les pieds**
Quand vous êtes debout, veillez à ce que vos pieds soient à l'aplomb des os des hanches. Gardez en tête que vos pieds sont vos fondations, ils doivent être fermes avec un bon appui sur le sol.

✔ **Allonger la colonne vertébrale**
La plupart des postures font travailler la colonne vertébrale. Veillez à éviter d'arrondir le dos et de tasser la colonne, allongez-vous, ne laissez pas le bas du dos s'affaisser. L'idée est d'étirer la colonne vertébrale, depuis la nuque jusqu'au bas du dos.

✔ **Relâcher les épaules**
Il faut les éloigner des oreilles. Même quand vos bras sont levés, les épaules doivent rester basses, comme si une pression s'exerçait sur elles.

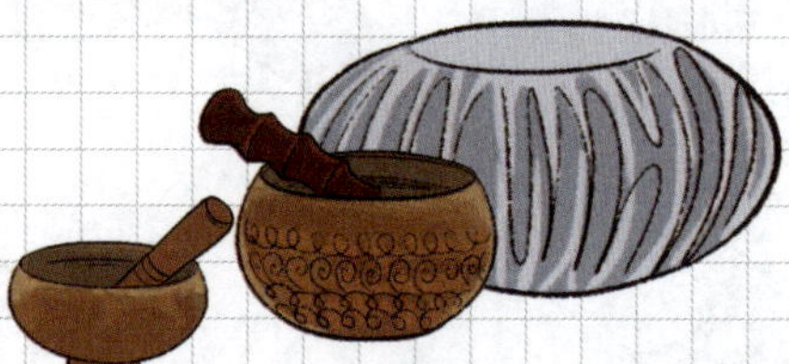

Chapitre 3

Mes programmes yoga sculpt

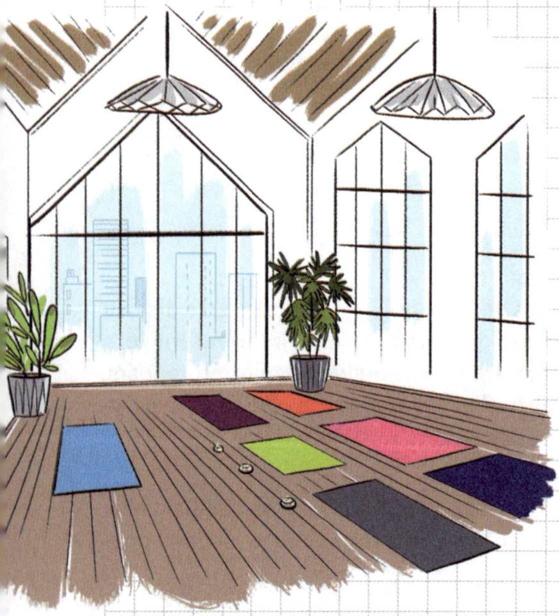

Passons aux choses sérieuses. Pour sculpter votre corps, il va falloir vous bouger, transpirer. Hop, on décolle les fesses du canapé, on enfile son legging, on embarque son tapis, et c'est parti ! Suivez le guide : les séquences présentées dans ce chapitre vont vous permettre de solliciter tous vos muscles, notamment les muscles très profonds. Une fois activés, ces muscles injustement délaissés vont contribuer à vous construire une silhouette tonique, fine et élancée.

Votre *Cahier Yoga sculpt* est une boîte à outils dans laquelle vous pouvez piocher des programmes sur mesure, en fonction de vos objectifs. Vous, la guerrière des Temps modernes, avez la motivation nécessaire pour transformer votre corps et votre mental : il suffit de le vouloir, d'y croire, et de faire le premier pas. Vous voulez des fesses rebondies, des cuisses galbées, un ventre plat ? Qu'à cela ne tienne, à yogista vaillante, rien n'est impossible !

Let's flow !

Le strala yoga est un yoga enchaîné : c'est ce qu'on appelle le flow. On ne sort pas d'une pose pour ensuite en faire une autre. Les postures s'enchaînent naturellement et avec fluidité : en pratique, vous allez exécuter un premier circuit d'enchaînements sur une jambe, avant de le reproduire avec l'autre jambe en dominante.

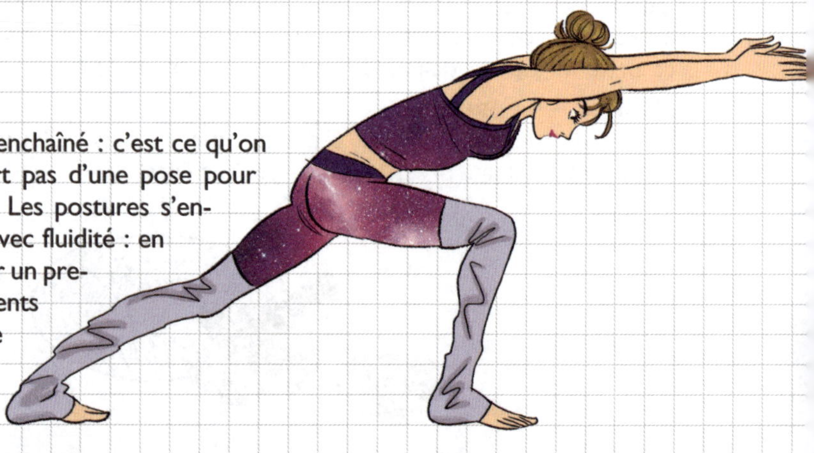

Échauffements et étirements

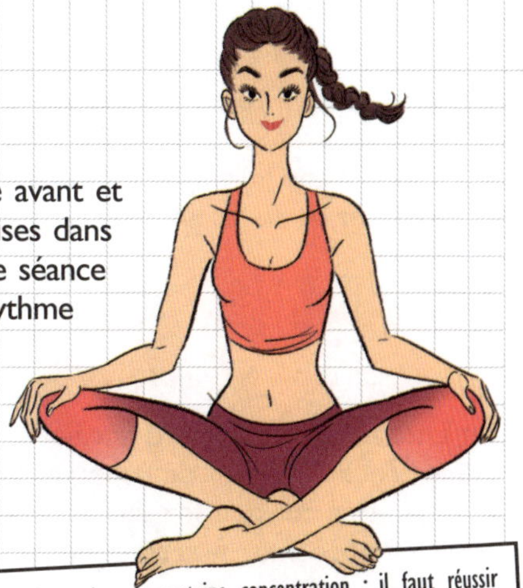

En yoga comme dans n'importe quel sport, on s'échauffe avant et on revient au calme après. Ces deux phases sont comprises dans l'enchaînement proposé. Les premières postures de votre séance sont destinées à éveiller vos muscles, à augmenter votre rythme cardiaque et à relâcher la tension dans votre corps. Les dernières postures ont pour but de détendre vos muscles, de diminuer votre rythme cardiaque et de vous soulager après l'entraînement. Incontournables pour profiter de tous les bienfaits de la séance !

Je me mets en place

> La pratique du yoga demande une certaine concentration : il faut réussir à faire abstraction de ce qui pourrait vous empêcher de vous consacrer exclusivement à vous-même le temps de votre cours. Il faut littéralement « rentrer » dans votre séance. *Exit* votre patron oppressant, la réunion stressante de demain, la voisine qui vous pourrit la vie, l'évier de la cuisine qui fuit ! La face du monde ne va pas changer parce que vous décidez d'être centrée sur vous pendant 1 heure.

Asseyez-vous dans une position confortable, si possible dans la posture de la méditation assise : en tailleur, le dos bien droit. Détendez les épaules et éloignez-les des oreilles : elles doivent être relâchées et basses. Posez les mains sur les cuisses, paumes vers le haut ou vers le bas, et fermez les yeux. Focalisez votre attention sur votre souffle, observez vos inspirations et vos expirations. Respirez petit à petit plus lentement et plus profondément.

Respirez de façon régulière, concentrez-vous et remplissez d'oxygène toutes les parties de vos poumons. Essayez de visualiser votre respiration. Concentrez-vous sur le chemin que votre souffle emprunte.

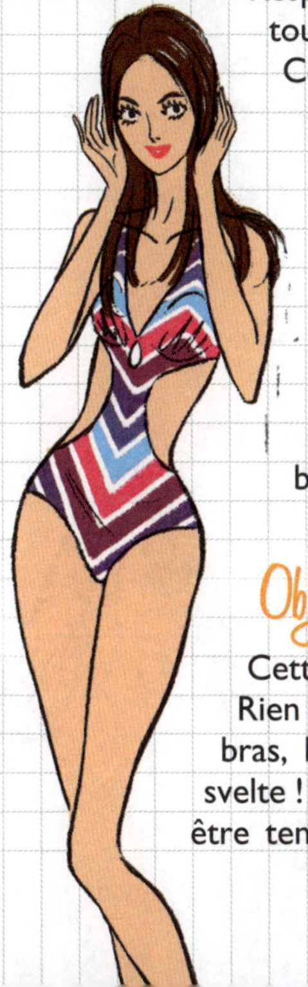

Programme n°1 : full body toning

Je me remets au sport !

Cet enchaînement est idéal pour les débutantes et celles qui n'ont pas fait de sport depuis un certain temps : il est composé des postures de base du yoga. Il vous permettra d'avoir des fondations solides !

Objectif silhouette fine et tonique !

Cette séquence est conçue pour dessiner votre corps de manière globale. Rien ne sera oublié : vous allez travailler les jambes, les épaules, le dos, les bras, les abdos… Un bon début pour se sculpter une silhouette ferme et svelte ! Ces postures, qui nécessitent contraction et gainage musculaires pour être tenues, vont vous permettre de gagner en tonicité et d'affiner tous les muscles de votre corps. La séquence est concentrée sur les muscles profonds, dont le travail est fondamental pour obtenir une jolie ligne et une belle allure : il s'agit de les renforcer et de les allonger.

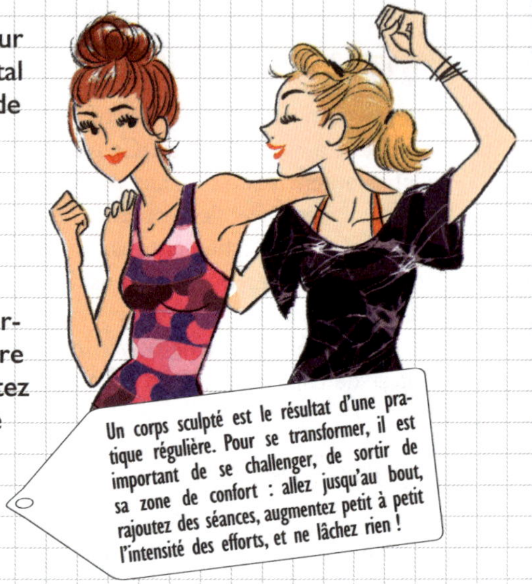
Un corps sculpté est le résultat d'une pratique régulière. Pour se transformer, il est important de se challenger, de sortir de sa zone de confort : allez jusqu'au bout, rajoutez des séances, augmentez petit à petit l'intensité des efforts, et ne lâchez rien !

Je bosse mon cardio et je booste mon métabolisme !

Cet enchaînement va faire accélérer votre rythme cardiaque. Vous dépensez de l'énergie, vous entraînez votre cœur et vous construisez du muscle, donc vous boostez votre métabolisme. À terme, vous améliorerez votre endurance et, grâce à vos nouveaux muscles, plus gourmands en énergie que votre ancienne petite bedaine, vous brûlerez davantage de calories.

Quand pratiquer ce circuit ?

La bonne idée ? Faire cette séquence le matin (de préférence avant le petit déjeuner : si ce n'est pas possible, assurez-vous d'avoir bien digéré avant de tenter la posture du chien tête en bas…), pour commencer la journée pleine d'énergie ! Mais cette séquence peut aussi être réalisée à tout moment de la journée.

À faire… 3 fois par semaine en la répétant 4 fois pour un training consistant.
Ou pratiquez cette séance en préambule aux séances ciblées qui suivent, ou faites cette seule séance au quotidien quand vous avez peu de temps.
Maintenez chaque posture… pendant 5 profondes inspirations et expirations avant d'enchaîner sur la suivante, sauf indications contraires.

Le chien tête en bas

À quatre pattes, retournez les orteils, soulevez le bassin, poussez les talons vers le sol, la tête en bas et les fesses en haut. Détendez bien les épaules. Relâchez la tête et la nuque vers le sol.

Ça travaille : ouvre et renforce l'arrière des jambes et les épaules, soulage les tensions dans la tête et la nuque, stimule la circulation sanguine dans tout le corps.

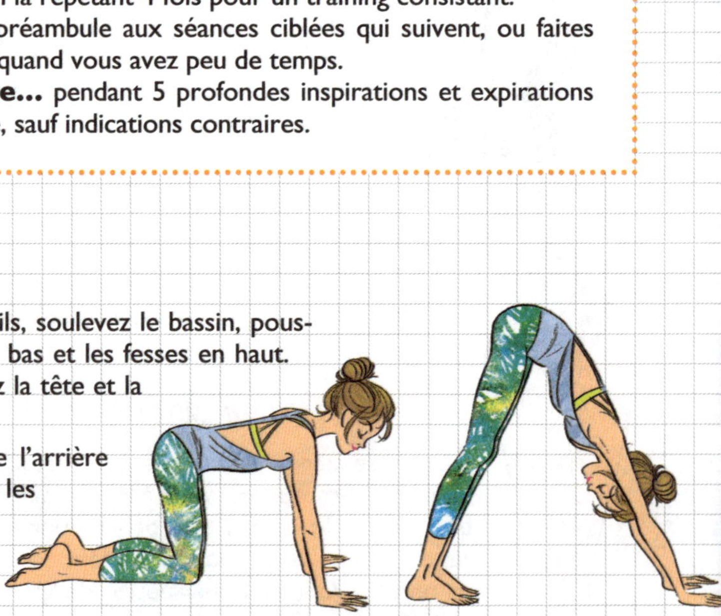

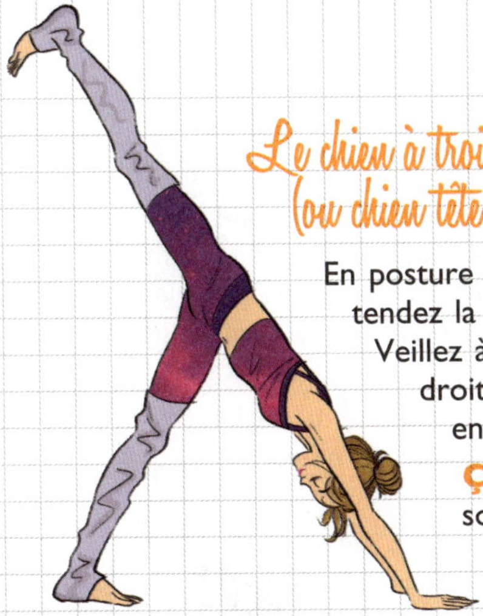

Le chien à trois pattes (ou chien tête en bas, jambe soulevée)

En posture du chien tête en bas, prenez une inspiration, puis levez et tendez la jambe droite vers le haut à partir de l'arrière de la cuisse. Veillez à garder les hanches au même niveau et les orteils du pied droit pointés vers le sol. Poussez sur le sol avec les deux mains, en mettant autant de poids sur l'une que sur l'autre.

Ça travaille : muscle, sculpte et assouplit les ischio-jambiers, soulage les tensions dans la tête et la nuque, stimule la circulation sanguine dans tout le corps, en particulier dans les jambes.

La fente avant basse

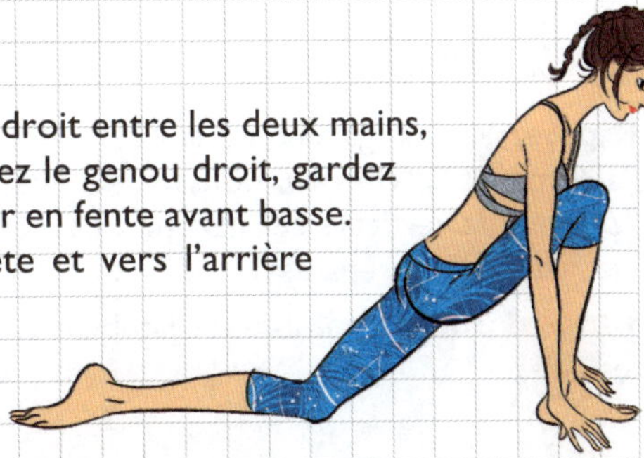

À partir de la posture précédente, ramenez le pied droit entre les deux mains, posez le bout des doigts des deux mains au sol, pliez le genou droit, gardez le pied gauche au sol, et abaissez le bassin pour venir en fente avant basse. Étirez-vous vers l'avant jusqu'au sommet de la tête et vers l'arrière jusque dans le talon gauche.

Ça travaille : renforce les cuisses, ouvre les hanches et étire la colonne vertébrale.

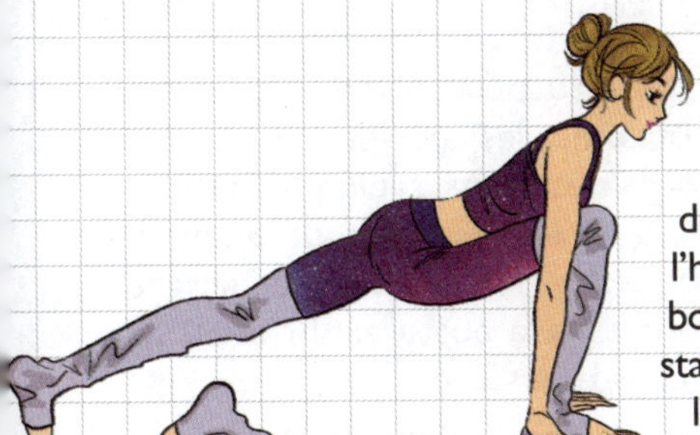

Le guerrier numéro 3

En fente avant basse, basculez vers l'avant pour vous relever tout en gardant les doigts au sol. Faites passer le poids du corps sur la jambe droite et amenez la jambe gauche à l'horizontale, en gardant les hanches au même niveau. Posez le bout des doigts au sol, à la verticale de vos épaules. Si vous êtes stable, vous pouvez essayer d'amener les mains en prière devant la poitrine, puis de tendre les bras à l'horizontale devant vous.

Ça travaille : renforce les jambes, étire le buste, développe l'équilibre.

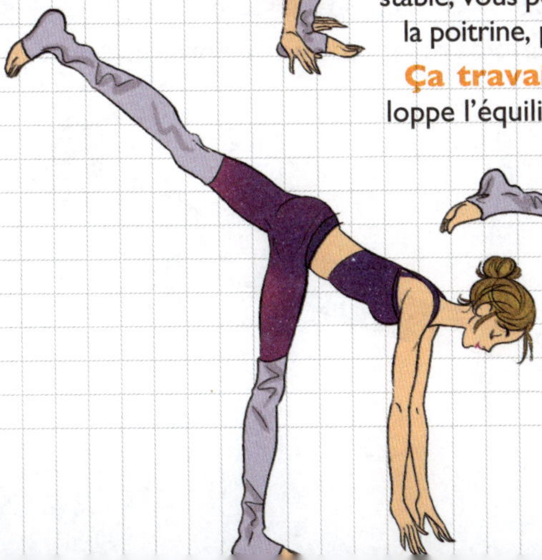

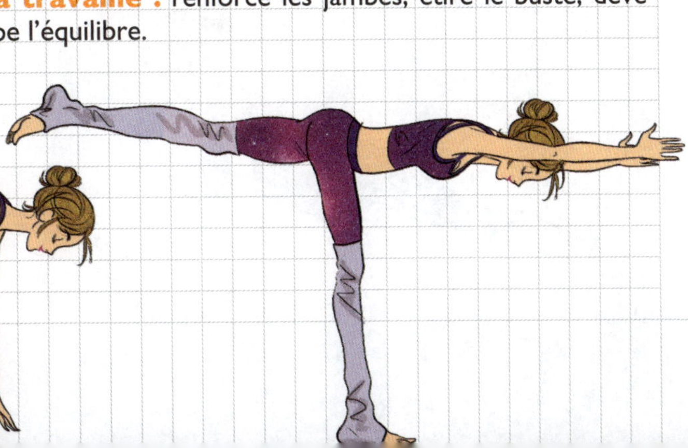

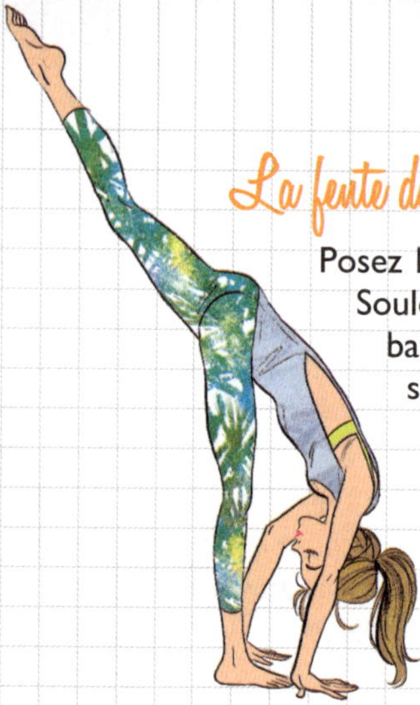

La fente debout

Posez le bout des doigts au sol, toujours à la verticale des épaules. Soulevez la jambe gauche derrière vous, en laissant la jambe et le bassin s'ouvrir. Marchez avec le bout des doigts pour les aligner sur les orteils. Relâchez la tête et la nuque en direction de la jambe d'appui.

Ça travaille : renforce les jambes, ouvre les jambes, soulage les tensions dans la nuque et la tête.

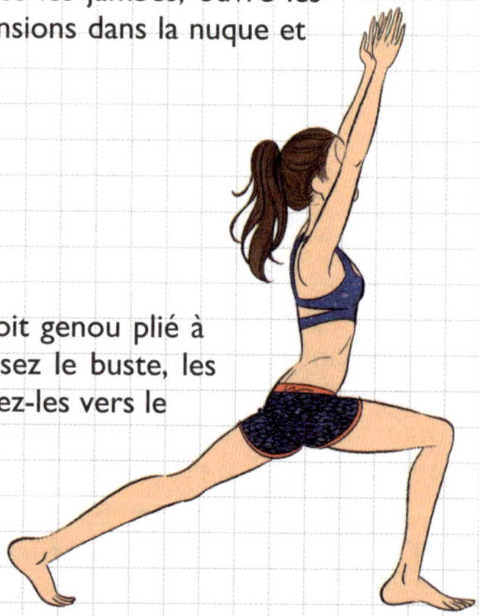

La fente avant haute

Reposez le pied gauche au sol vers l'arrière, le pied droit genou plié à l'aplomb de la cheville, poussez sur les pieds et redressez le buste, les épaules à la verticale des hanches. Levez les bras et tendez-les vers le ciel, relâchez les épaules.

Ça travaille : renforce les jambes, muscle et sculpte les cuisses.

La planche

Posez les paumes des mains bien à plat au sol, reculez le pied droit au même niveau que le pied gauche pour venir en planche. Les poignets doivent être à l'aplomb des épaules. Les épaules sont toniques, l'ensemble du corps gainé. Écartez bien les doigts des mains, repliez les orteils, tendez les bras et les jambes de manière à former une belle ligne droite avec tout le corps, depuis le sommet de la tête jusqu'aux talons. Activez les muscles de l'abdomen et dirigez l'avant des cuisses vers le haut. Restez 5 longues respirations dans la posture. Si c'est trop intense, reposez les genoux au sol, récupérez, puis revenez dans la posture.

Ça travaille : renforce tout le corps, muscle les bras et les épaules, renforce et développe la sangle abdominale.

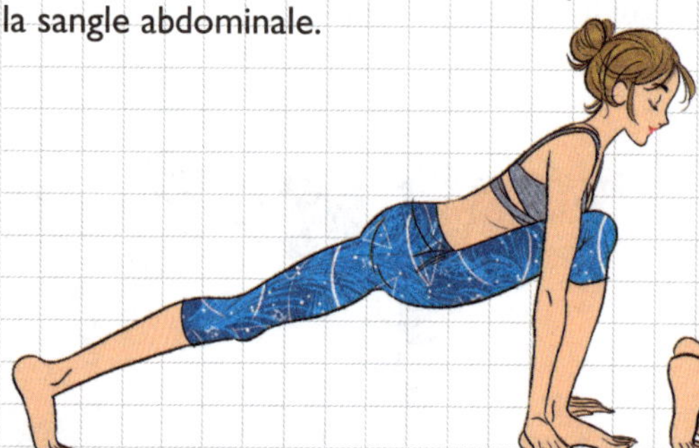

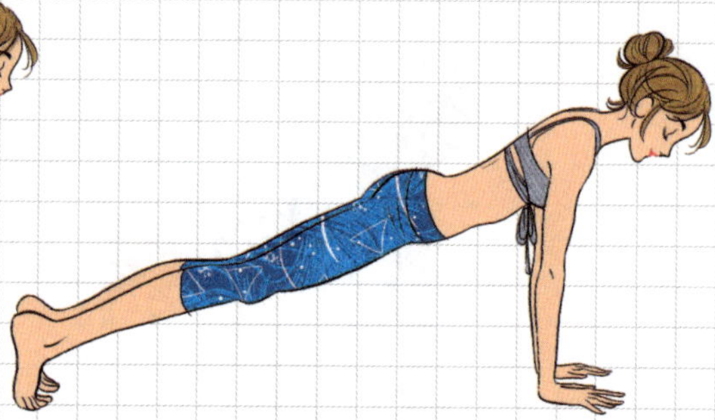

La petite pompe

En planche, pliez les coudes vers l'arrière et rapprochez votre corps à mi-chemin du sol, puis restez en suspens bien droite, les bras à l'horizontale. Si cette posture est trop intense pour vous, faites-la genoux au sol, en finissant par relâcher entièrement le corps au sol.

Ça travaille : renforce tout le corps, muscle les bras et les épaules.

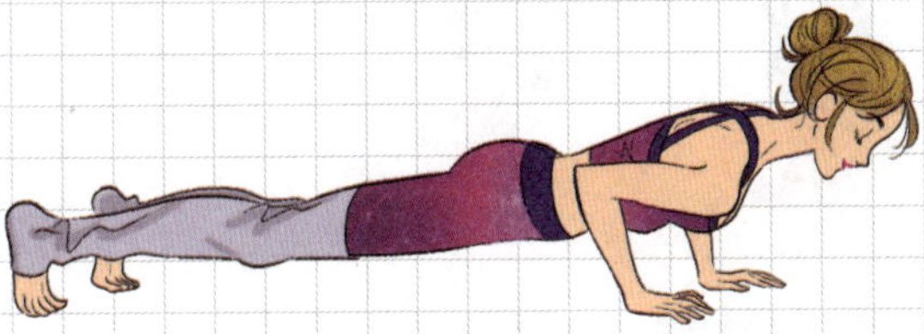

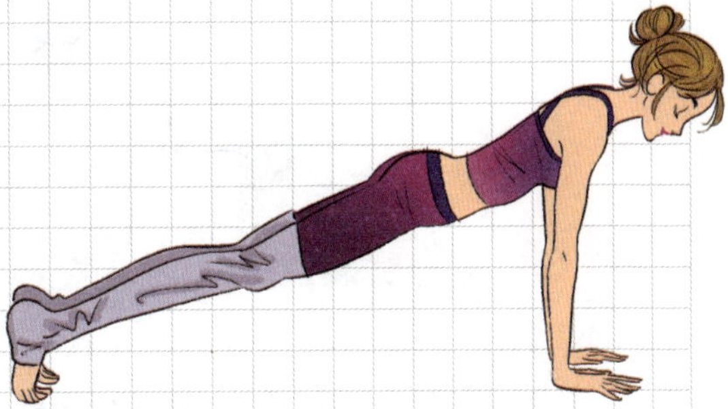

Le chien tête en haut

Posez les genoux à terre. Roulez les épaules vers l'arrière et vers le bas. Prenez une grande inspiration et étirez le thorax vers le haut en poussant sur les bras. Tendez les bras au maximum en gardant les épaules bien ouvertes vers l'arrière.

Ça travaille : ouvre la colonne vertébrale, renforce le dos, développe et sculpte les épaules.

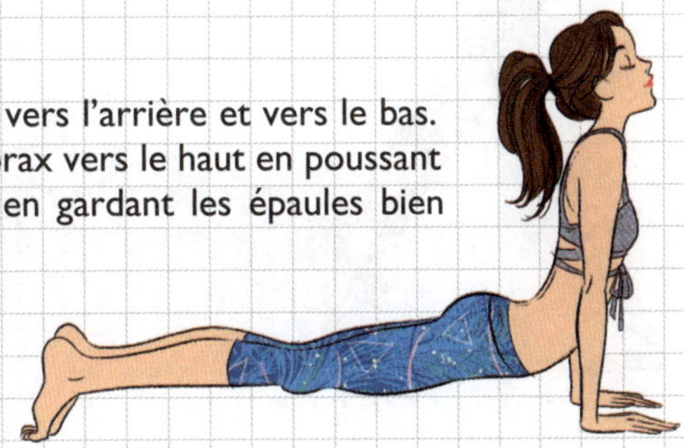

Le chien tête en bas

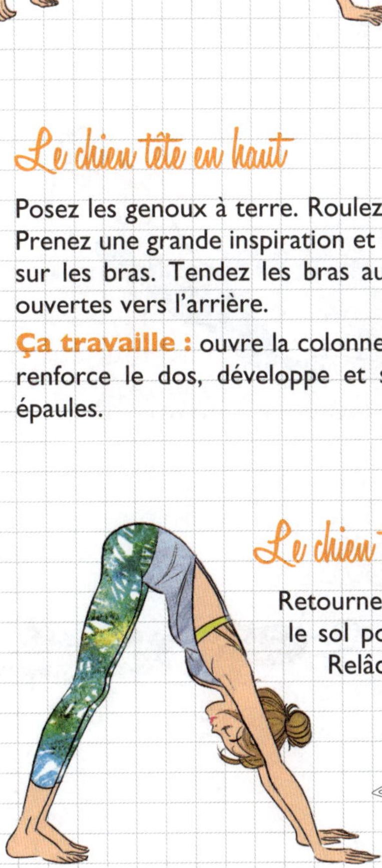

Retournez les orteils, soulevez le bassin et poussez les talons dans le sol pour venir en chien tête en bas. Détendez bien les épaules. Relâchez la tête et la nuque vers le sol.

Recommencez la même séquence sur l'autre jambe.

Mon circuit full body toning

1 Chien tête en bas

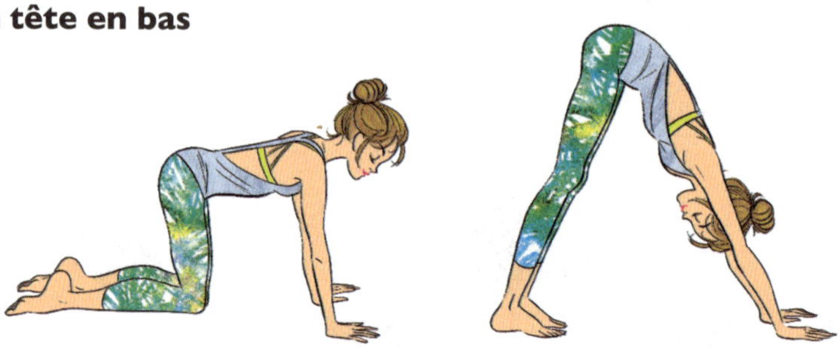

2 Chien à trois pattes

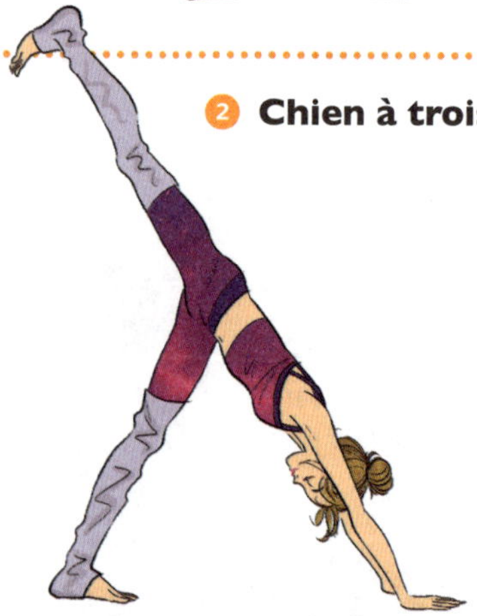

3 Fente avant basse

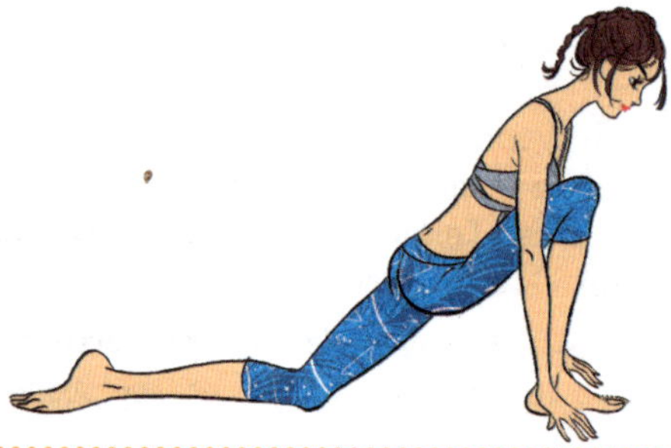

4 Guerrier numéro 3

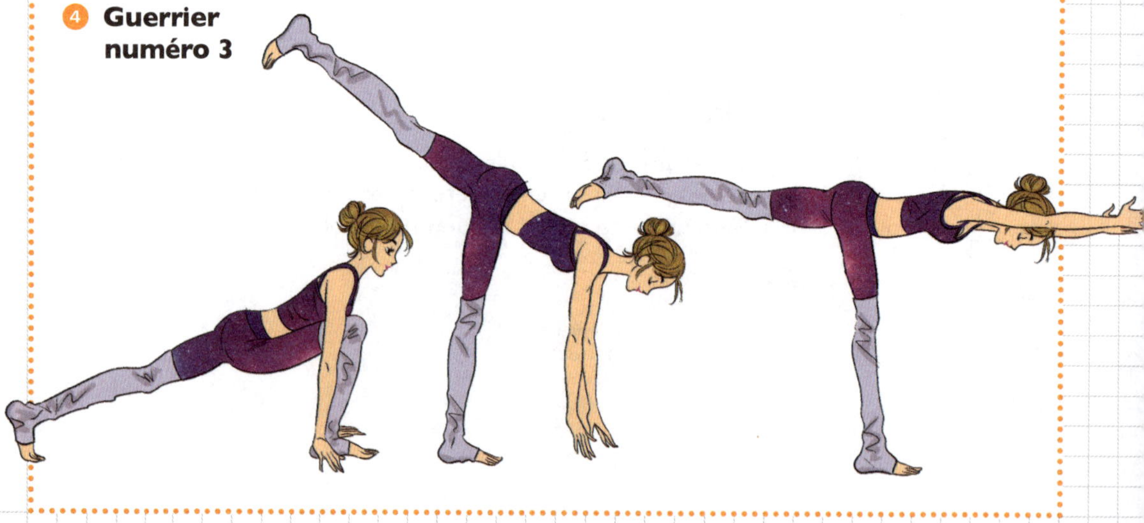

5 **Fente debout**

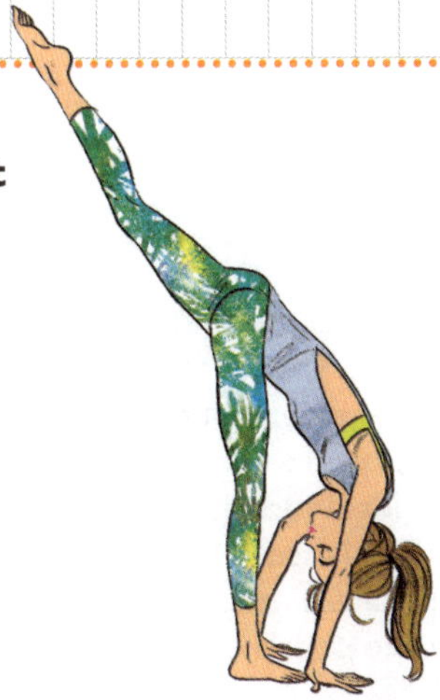

6 **Fente avant haute**

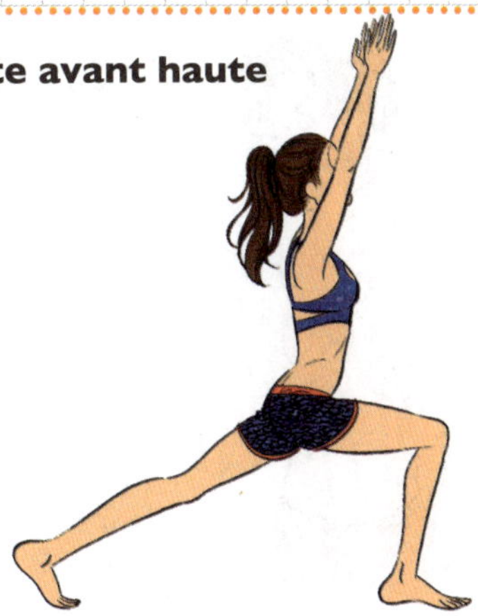

7 **Planche**

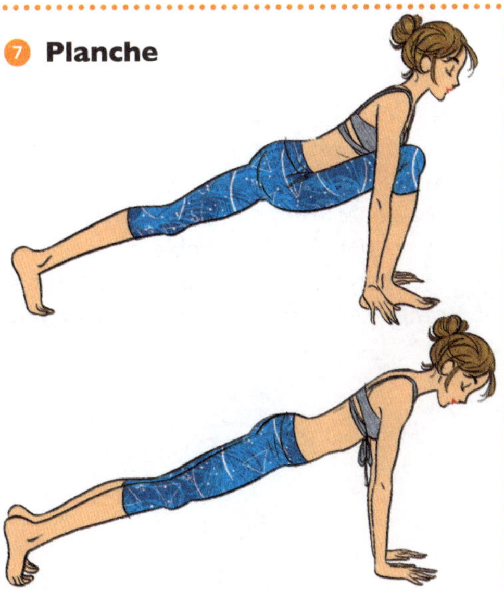

8 **Petite pompe**

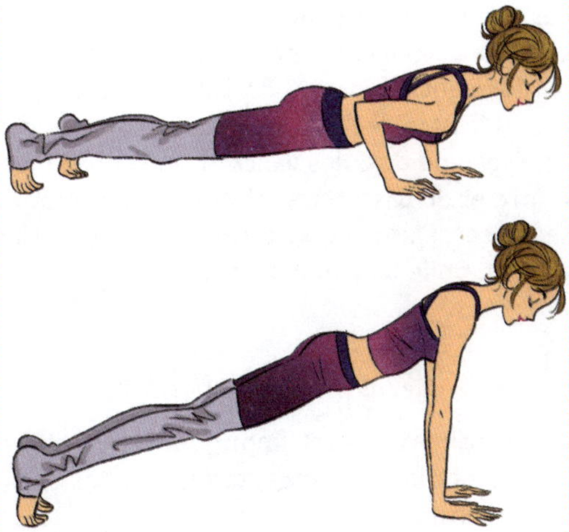

9 **Chien tête en haut**

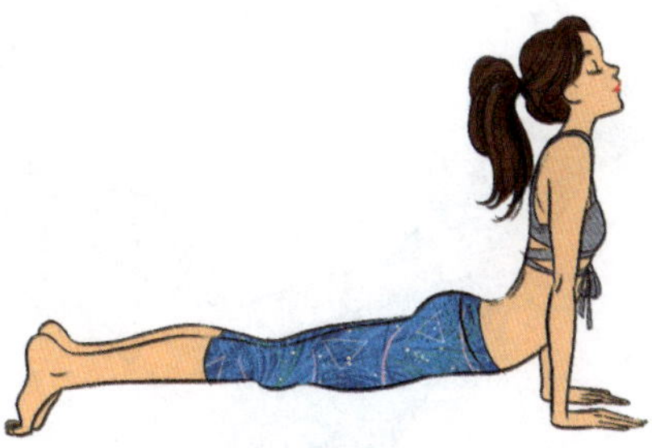

10 **Chien tête en bas**

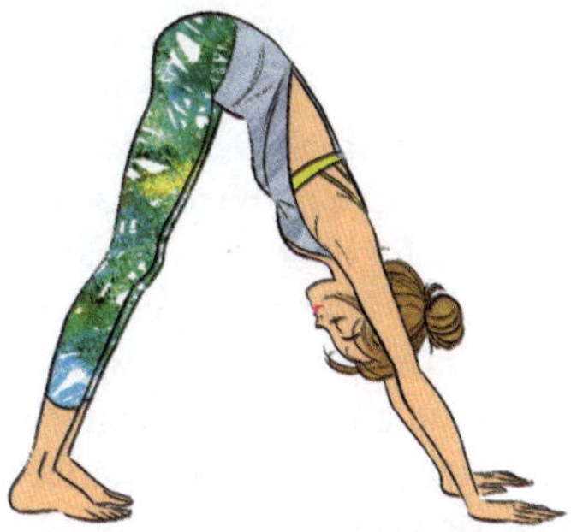

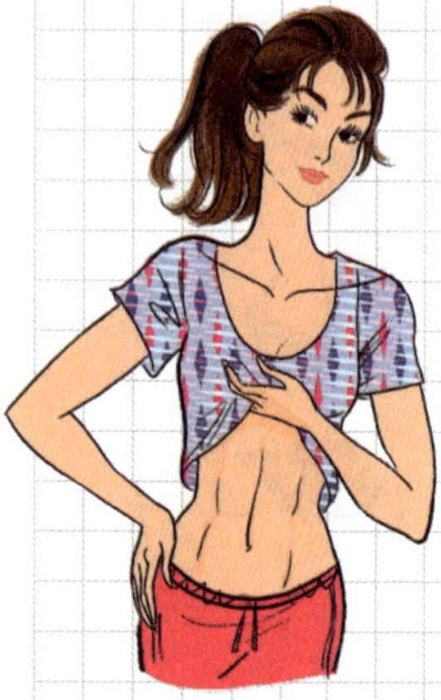

Programme n° 2 : yog'abs

Abs toning pour un ventre plat

Vous trouvez que vous avez un peu de ventre ? Eh bien, gavez-vous de yoga, plutôt que de chocolat ! Le yoga renforce le centre du corps, et muscle la ceinture abdominale en profondeur. Pour avoir un ventre plat, s'acharner à faire des crunchs ne suffit pas : en effet, ce genre d'exercice ne muscle que les abdominaux « visibles », ceux de la tablette de chocolat, mais délaisse les abdominaux profonds, qui sont pourtant la clé d'une taille fine et d'un ventre plat, puisqu'ils enserrent et soutiennent tout le contenu de votre abdomen.

Comment ça marche ?

Les abdominaux ne se résument pas au célèbre « six pack » qui se dessine sur le ventre des sportifs. La ceinture abdominale, comme son nom l'indique, est aussi composée des muscles qui forment les parois de l'abdomen et qui le gainent. Ils s'étendent en plusieurs couches, depuis la base de l'abdomen jusqu'à la cage thoracique. Ils entourent complètement l'abdomen au niveau du dos, des flancs et du ventre. Ces muscles soutiennent l'ensemble des organes du ventre et du bas-ventre, c'est dire leur importance et les bénéfices que vous pouvez tirer à les renforcer. Plusieurs postures de yoga contribuent à renforcer la sangle abdominale, comme la planche ou le bateau (voir p. 38).

Le meilleur sport pour les abdos

Les abdominaux sont importants dans la pratique du yoga, car ils jouent un rôle majeur dans le maintien du corps, la verticalité et l'énergie. Des abdominaux fermes et forts sont essentiels à l'exécution en toute sécurité des postures de yoga et à un maintien postural optimal. Dans toutes les postures, le centre du corps doit être actif.
Plus vous renforcerez vos abdos, plus vous améliorerez l'exécution de vos postures.
En plus de leurs bienfaits physiques, les postures de raffermissement des abdominaux vous permettent de réduire votre stress, d'augmenter votre flexibilité et, peut-être, de vous libérer de quelques kilos superflus !

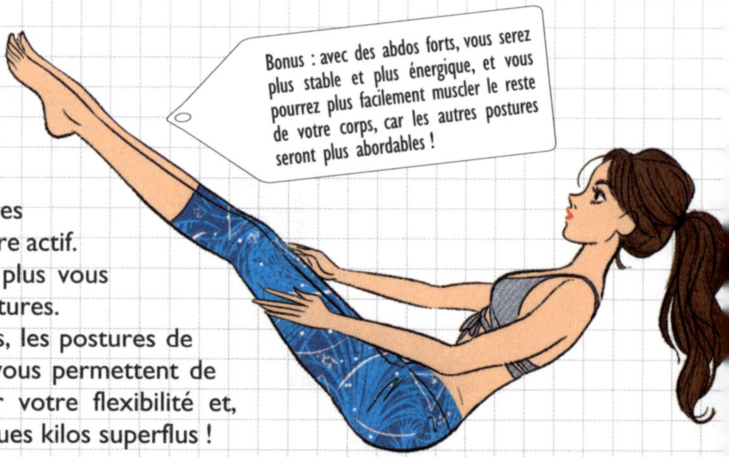
Bonus : avec des abdos forts, vous serez plus stable et plus énergique, et vous pourrez plus facilement muscler le reste de votre corps, car les autres postures seront plus abordables !

À faire... 3 fois par semaine, 4 fois, à la suite du training full body.
Ou pratiquez cette séance en préambule, mixée avec les autres séances ciblées qui suivent.
Maintenez chaque posture... pendant 5 profondes inspirations et expirations avant d'enchaîner sur la suivante, sauf indications contraires.

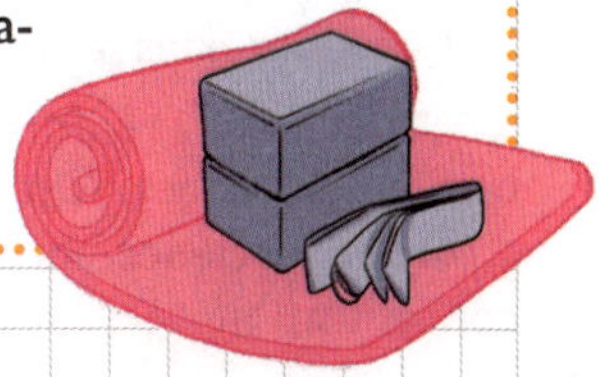

Le chien tête en bas

À quatre pattes, retournez les orteils, soulevez le bassin, poussez les talons vers le sol, la tête en bas et les fesses en haut. Détendez bien les épaules. Relâchez la tête et la nuque vers le sol.

Ça travaille : ouvre et renforce l'arrière des jambes et les épaules, soulage les tensions dans la tête et la nuque, stimule la circulation sanguine dans tout le corps.

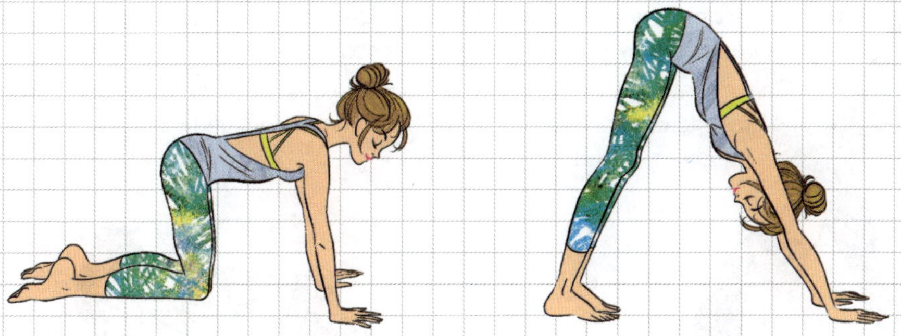

Le chien à trois pattes (ou chien tête en bas, jambe soulevée)

En posture du chien tête en bas, prenez une inspiration, puis levez et tendez la jambe droite vers le haut à partir de l'arrière de la cuisse. Veillez à garder les hanches au même niveau et les orteils du pied droit pointés vers le sol. Poussez sur le sol avec les deux mains, en mettant autant de poids sur l'une que sur l'autre.

Ça travaille : muscle, sculpte et assouplit les ischio-jambiers, soulage les tensions dans la tête et la nuque, stimule la circulation sanguine dans tout le corps, en particulier dans les jambes.

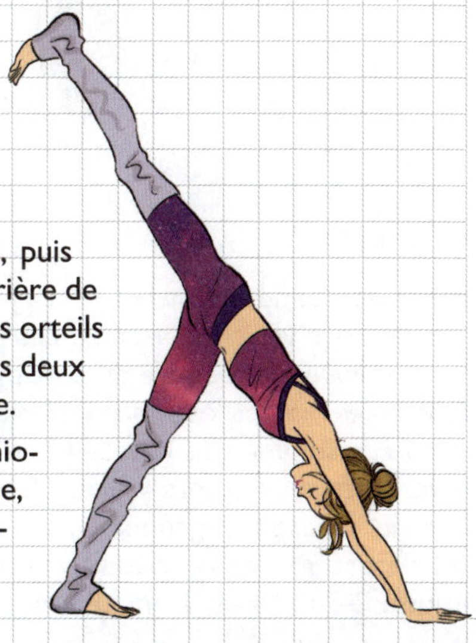

Le chien tête en bas, genou au nez

Soulevez les hanches et le ventre, et amenez le genou droit contre le nez (ou le front). Gardez la posture pendant une longue respiration, puis revenez dans la posture précédente.

Ça travaille : renforce les abdominaux, les bras et les jambes. Cet exercice développe aussi la conscience corporelle et améliore la concentration.

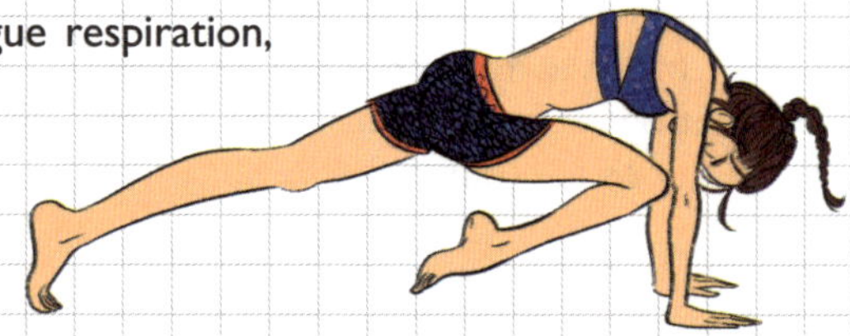

Le chien tête en bas, genou en biais

À partir de la posture du chien à trois pattes, en gardant le bassin et l'abdomen soulevés, amenez le genou droit près du coude gauche ou de l'aisselle gauche. Gardez la posture pendant une longue respiration, puis revenez en chien à trois pattes. Reposez ensuite la jambe au sol pour retourner en chien tête en bas, et recommencez les trois postures (chien à trois pattes, genou au nez, genou en biais) avec la jambe gauche cette fois-ci.

Ça travaille : renforce les abdominaux, les bras et les jambes, améliore la concentration, l'équilibre et stimule l'afflux sanguin vers les organes vitaux.

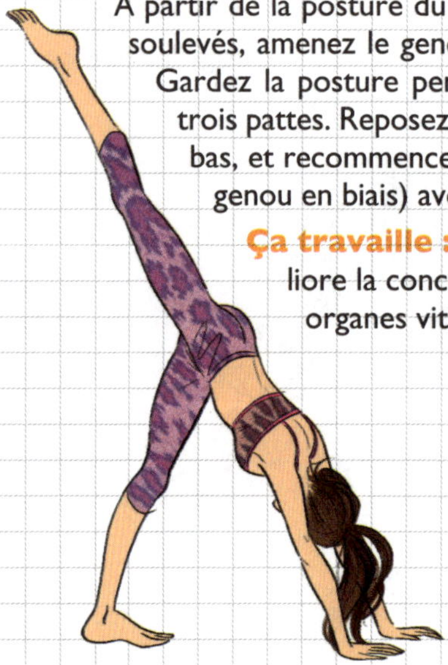

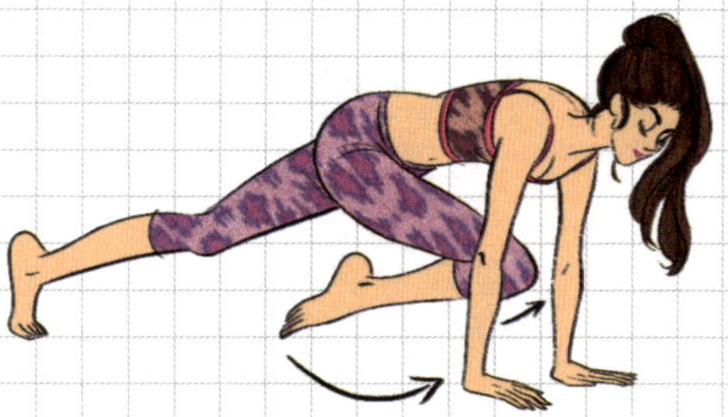

La planche

Posez les paumes des mains bien à plat au sol, reculez le pied droit au même niveau que le pied gauche pour venir en planche. Les poignets doivent être à l'aplomb des épaules. Les épaules sont toniques, l'ensemble du corps gainé. Écartez bien les doigts des mains, repliez les orteils, tendez les bras et les jambes de manière à former une belle ligne droite avec tout le corps, depuis le sommet de la tête jusqu'aux talons. Activez les muscles de l'abdomen et dirigez l'avant des cuisses vers le haut. Restez 5 longues respirations dans la posture. Si c'est trop intense, reposez les genoux au sol, récupérez, puis revenez dans la posture.
Au départ, gardez la posture une dizaine de secondes. Graduellement, vous pourrez tenir jusqu'à 2-3 minutes. À un certain moment, vous sentirez trembler votre corps tout entier.

Ne vous inquiétez pas, c'est normal ! Votre système nerveux s'ajuste à l'effort demandé. Restez quelques secondes de plus dans la posture et continuez de respirer profondément.
Si vous n'arrivez plus à tenir l'effort, faites une pause et revenez ensuite en planche. Pour une option plus facile, déposez les genoux au sol et faites une ligne droite des genoux jusqu'à la tête.

Ça travaille : renforce tout le corps, muscle les bras et les épaules, renforce et développe la sangle abdominale.

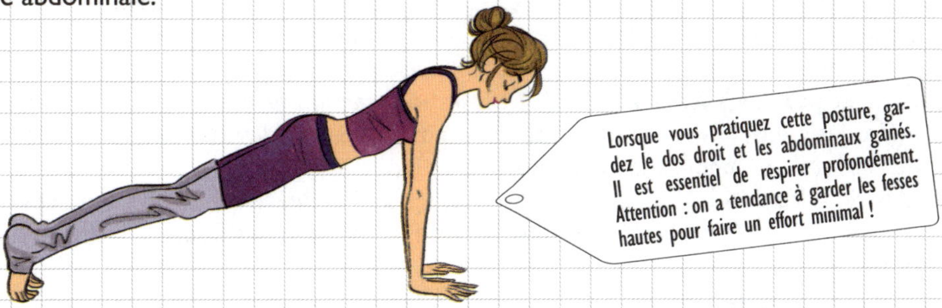
Lorsque vous pratiquez cette posture, gardez le dos droit et les abdominaux gainés. Il est essentiel de respirer profondément. Attention : on a tendance à garder les fesses hautes pour faire un effort minimal !

La planche sur le côté (ou planche latérale)

En planche, soulevez les hanches, poussez sur la main droite, basculez sur l'extérieur du pied droit et placez le pied gauche sur le droit. Ouvrez tout le corps vers la gauche. Pour un bon placement, gardez le bassin soulevé, serrez la taille, levez les hanches, levez et étirez bien le bras gauche vers le ciel, puis portez votre regard vers votre main gauche.
Maintenez la position en veillant à respirer profondément.
Si cela devient trop difficile, posez le genou gauche au sol.
Revenez ensuite en planche, et exécutez la même chose de l'autre côté.

Ça travaille : les muscles de la taille.

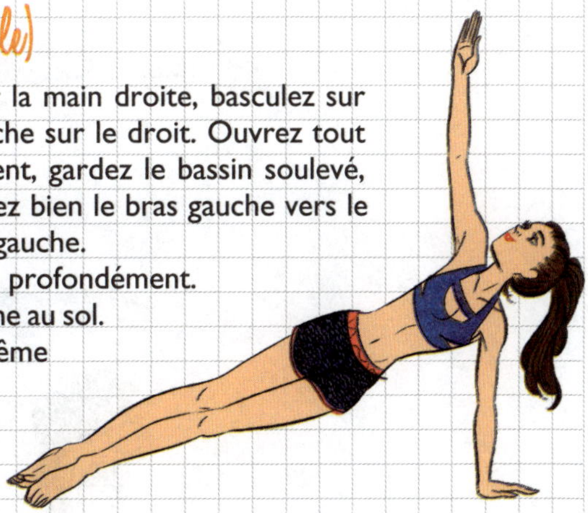

La planche sur les avant-bras

Cette posture est semblable à la planche, mais les avant-bras sont au sol. Il est recommandé de faire la planche sur les coudes en cas de maux aux poignets.
Gardez le dos droit et les abdominaux forts et actifs. Faites une ligne droite des pieds jusqu'à la tête. Encore une fois, attention à ne pas avoir les fesses hautes. Commencez par tenir une dizaine de secondes et, au fil des séances, vous pourrez tenir 2-3 minutes.
L'option plus facile est d'avoir les genoux au sol et de faire une ligne droite des genoux jusqu'à la tête.

Ça travaille : renforce les abdominaux et les épaules.

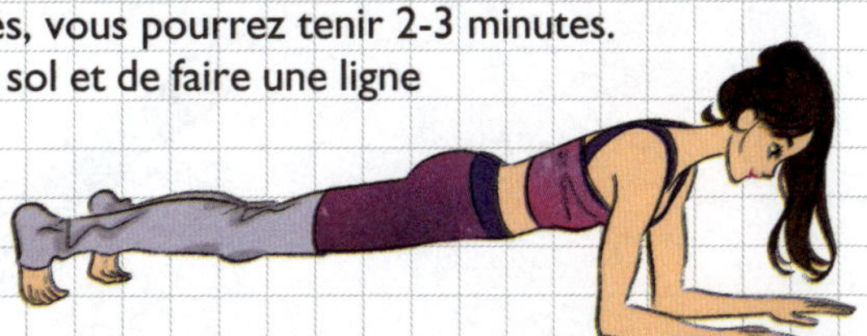

Le bateau

À partir de la position précédente, allongez-vous sur le ventre, joignez les deux mains derrière le dos, étirez-vous en levant la poitrine vers le ciel et les bras bien tendus vers l'arrière pour étirer les épaules et les bras. Respirez profondément, essayez de maintenir l'étirement sur trois respirations, puis relâchez et basculez sur le dos, pour venir vous asseoir et vous installer dans la position du bateau. Le bateau travaille tous les muscles du corps et stimule les organes internes (reins, intestins, foie, pancréas, etc.). Assise par terre, les bras parallèles au sol, pliez les jambes et posez les pieds au sol. À l'inspiration, reculez le dos vers l'arrière et soulevez légèrement les pieds. Si vous êtes à l'aise et respirez aisément, levez les pieds vers le ciel pour effectuer la version complète de la posture.
Gardez le dos droit (la clé de cette posture) et les abdominaux contractés. Au départ, maintenez la posture une dizaine de secondes et, graduellement, vous pourrez augmenter jusqu'à 1 minute.

Ça travaille : renforce les abdominaux et développe la concentration.

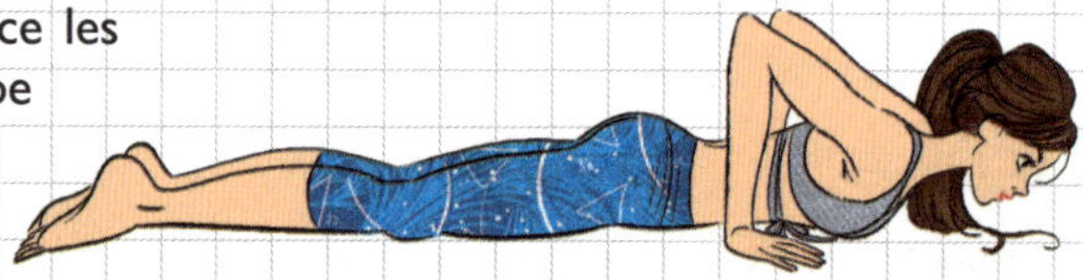

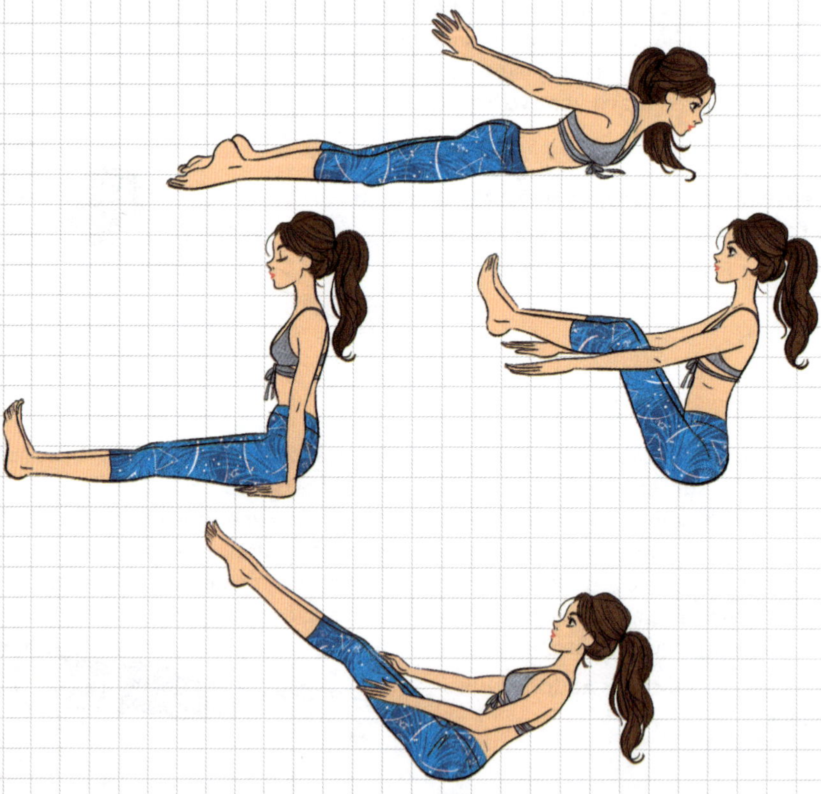

Le battement des jambes en posture allongée

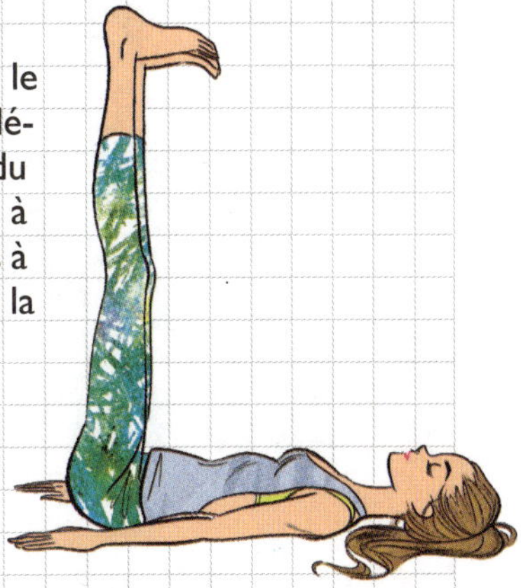

À partir de la posture du bateau, déposez progressivement le dos au sol dans un mouvement lent et en respirant profondément. Redressez les jambes à la verticale. En gardant le bas du dos détendu, ancré dans le sol, abaissez lentement les jambes à quelques centimètres du sol, puis amenez de nouveau les jambes à la verticale. Répétez ce mouvement 10 fois. Vous pouvez refaire la série une deuxième fois, voire une troisième.

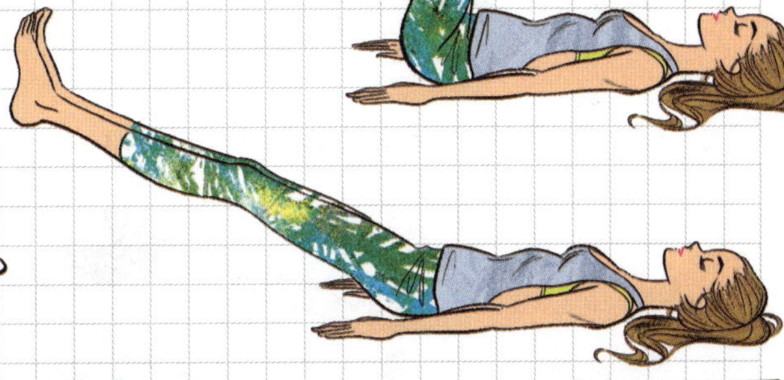

À la fin des séries, pliez les genoux et ramenez-les contre la poitrine. Placez les mains sur les genoux et faites-les rouler d'un côté puis de l'autre, pour vous masser le dos et soulager les lombaires.

Ça travaille : renforce le dos, les abdominaux et les jambes.

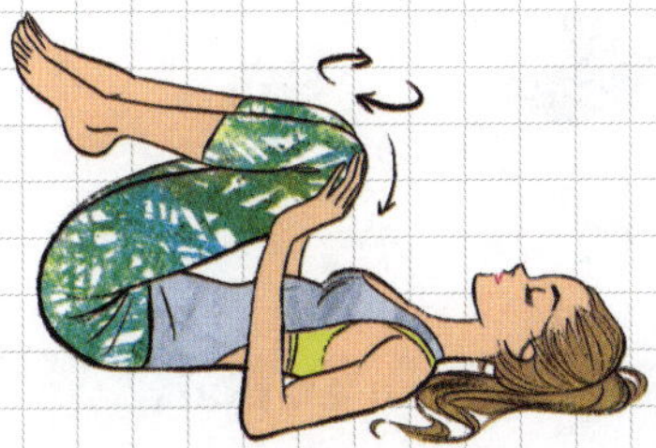

Astuce
Si vous avez mal au dos, mettez une couverture sous le bas de votre dos, ou glissez les mains sous les fesses. À aucun moment, ce mouvement ne doit vous faire souffrir (à part au niveau des abdos bien sûr…).

La posture du demi-pont

Pour terminer cette séquence qui cible le centre du corps, il est important d'exécuter une contre-posture qui va bien étirer les muscles sollicités, en l'occurrence ceux du thorax, le dos, la colonne vertébrale, et apaiser les tensions dans le haut du dos et les épaules.

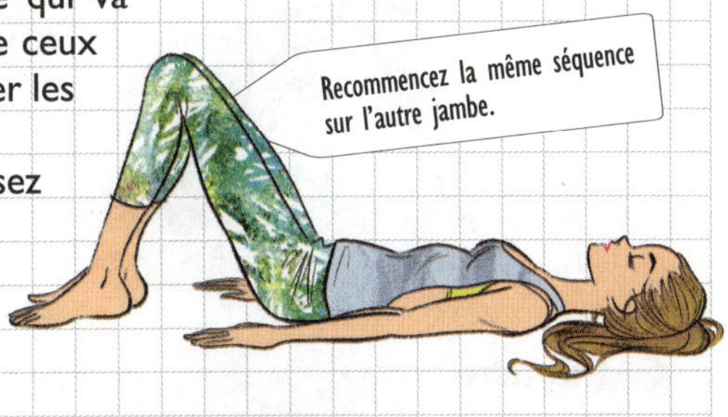

Allongez-vous sur le dos, pliez les genoux et posez les talons largeur de hanches, les mollets à la verticale. Les bras le long du corps, poussez dans le sol pour soulever le bassin et le thorax le plus haut possible.

Option : vous pouvez entrelacer les mains sous le dos en les gardant au sol et en veillant à garder les épaules bien ancrées dans le sol.

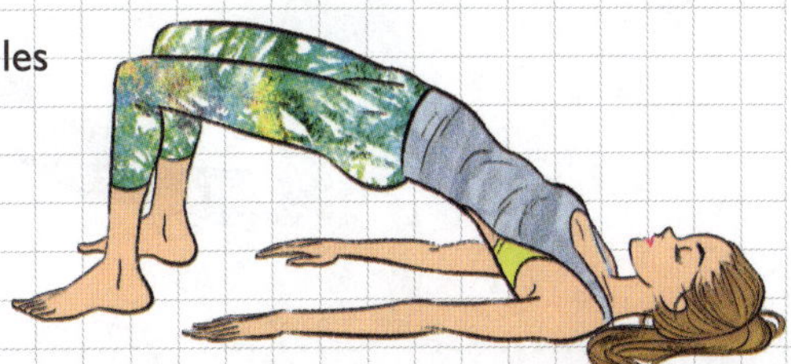

Ça travaille : ouvre la colonne vertébrale, apaise les tensions dans le haut du dos, étire les abdominaux, soulage les tensions dans les épaules et énergise le mental.

Mon circuit yog'abs

1 Chien tête en bas

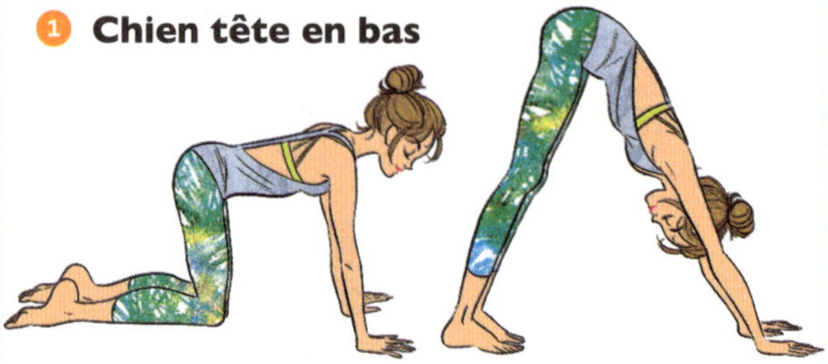

2 Chien à trois pattes

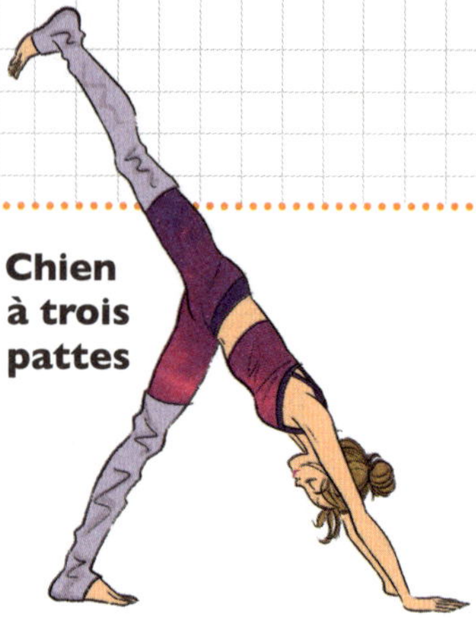

3 Chien tête en bas, genou au nez

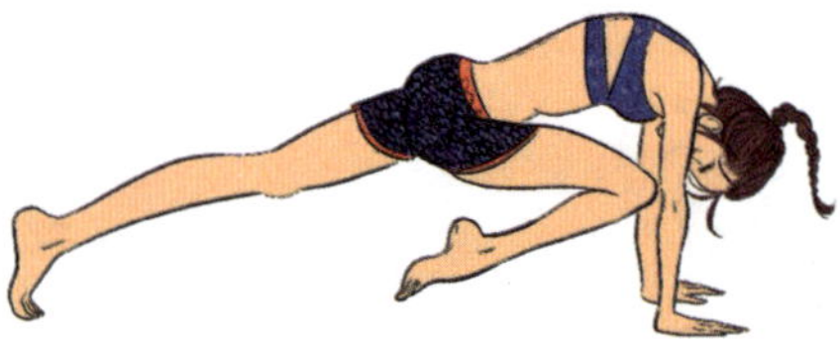

4 Chien tête en bas, genou en biais

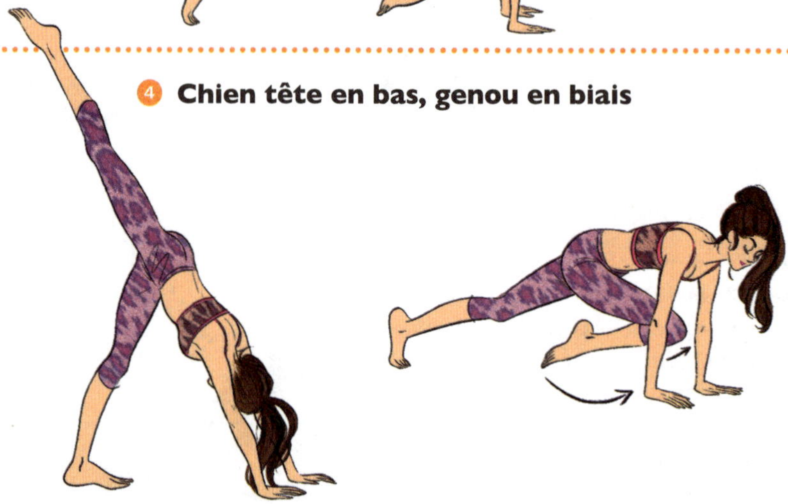

5 Planche

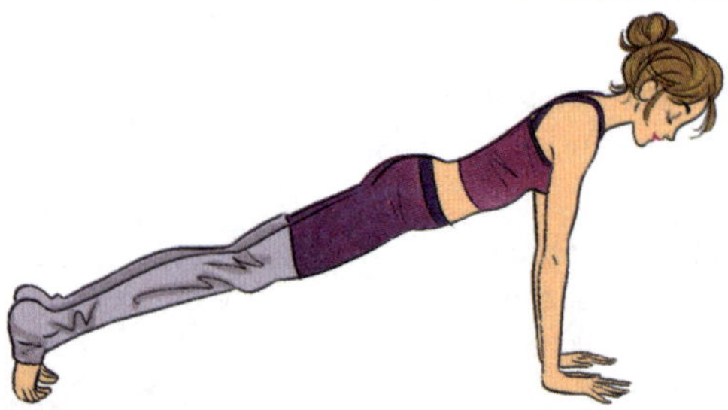

6 Planche latérale

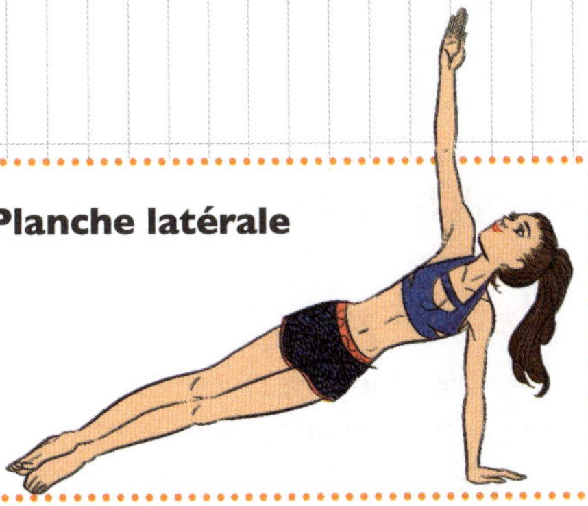

7 Planche sur les avant-bras

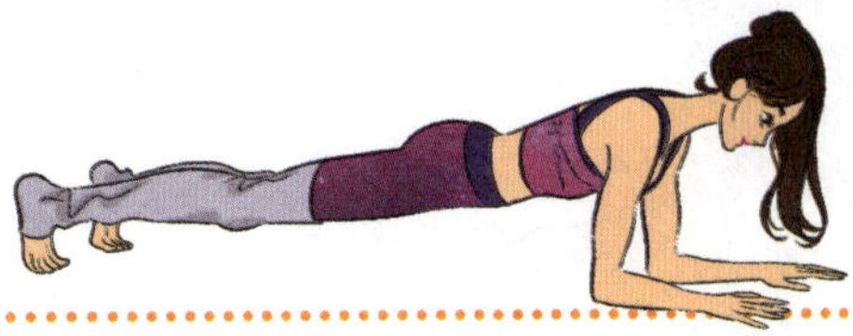

8 Bateau

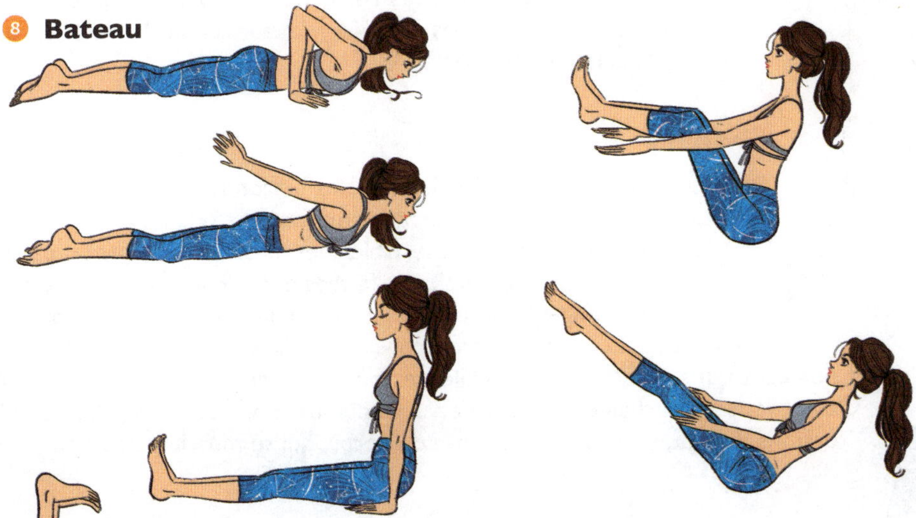

9 Battement des jambes en posture allongée

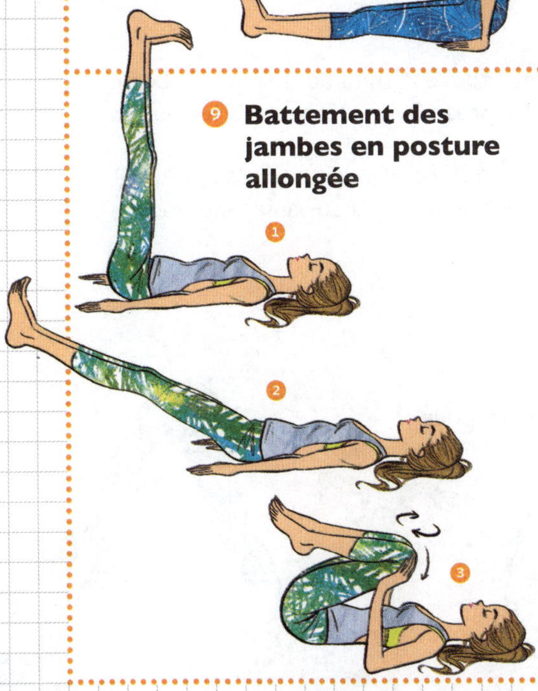

10 Demi-pont

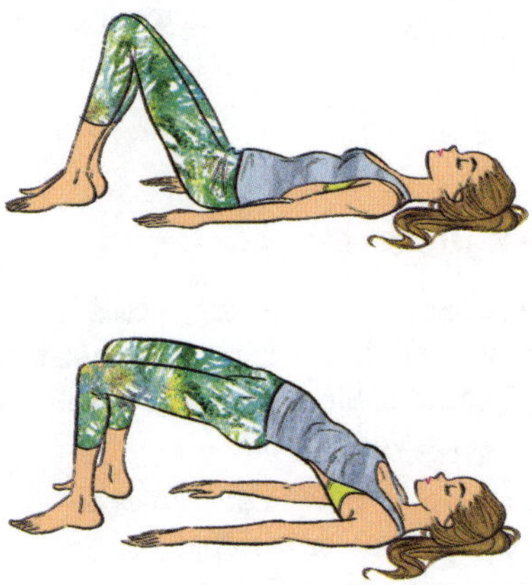

Programme n° 3 : lower body toning & yoga butt

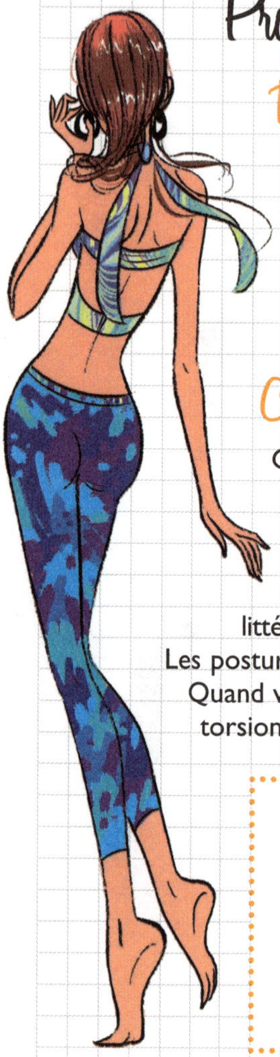

Des fesses galbées et des jambes toniques !

Vos fesses et vous, vous vivez une histoire… compliquée. Du coup, pour faciliter une cohabitation pacifique, vous avez tendance à essayer de les oublier. C'est bien fait, elles sont derrière. Pourtant, tout comme vos jambes, vous rêvez de les sculpter. Un joli fessier ferme et bombé, des jambes fuselées… ça aurait de l'allure, dans votre maillot de bain cet été, non ?

Comment ça marche ?

Cet enchaînement va solliciter les muscles profonds du bas du corps. Les postures présentées dans ce programme, comme la fente haute avec torsion ou la posture de la chaise, ciblent les muscles du bas du corps pour vous sculpter des fesses galbées, fermes et toniques, ainsi que dessiner, raffermir, allonger et tonifier les jambes (cuisses + mollets). Vous allez littéralement vous construire des jambes de gazelle et des fessiers d'acier.

Les postures qui suivent sont les meilleures pour obtenir une silhouette élancée. Quand vous les enchaînez et les tenez, quand vous travaillez les équilibres et les torsions debout, vous sollicitez le bas du corps, qui se muscle peu à peu.

À faire… 3 fois par semaine, 4 fois, à la suite du training full body. Ou pratiquez cette séance en préambule, mixée avec les autres séances ciblées.

Maintenez chaque posture… pendant 5 profondes inspirations et expirations avant d'enchaîner sur la suivante, sauf indications contraires.

Le chien tête en bas

À quatre pattes, retournez les orteils, soulevez le bassin, poussez les talons vers le sol, la tête en bas et les fesses en haut. Détendez bien les épaules. Relâchez la tête et la nuque vers le sol.

Ça travaille : ouvre et renforce l'arrière des jambes et les épaules, soulage les tensions dans la tête et la nuque, stimule la circulation sanguine dans tout le corps.

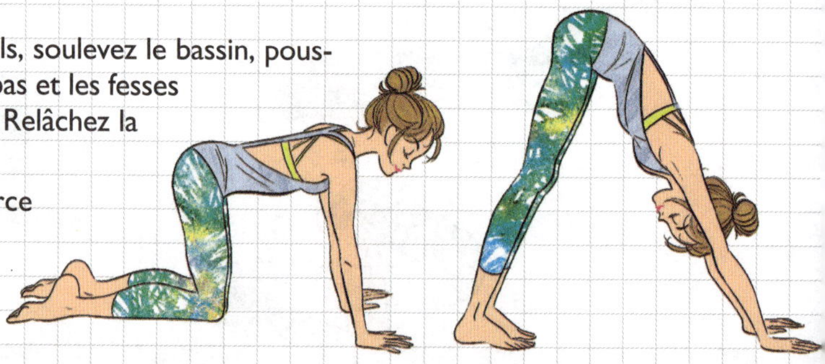

Le chien à trois pattes (ou chien tête en bas, jambe soulevée)

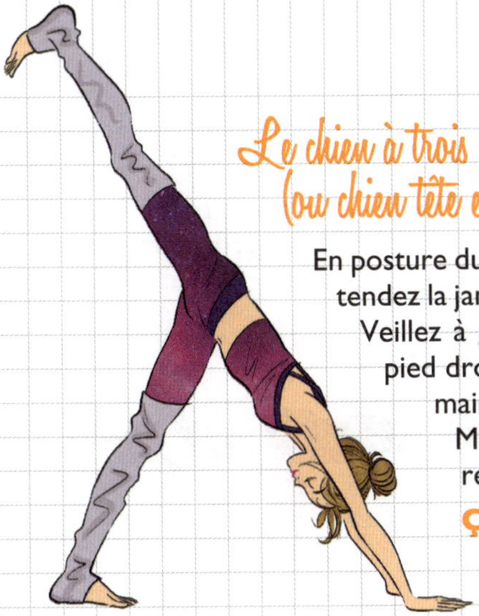

En posture du chien tête en bas, prenez une inspiration, puis levez et tendez la jambe droite vers le haut à partir de l'arrière de la cuisse. Veillez à garder les hanches au même niveau et les orteils du pied droit pointés vers le sol. Poussez sur le sol avec les deux mains, en mettant autant de poids sur l'une que sur l'autre. Maintenez la posture sur 3 respirations, puis relâchez et revenez en chien tête en bas.

Ça travaille : assouplit les ischio-jambiers, stimule la circulation sanguine dans les jambes.

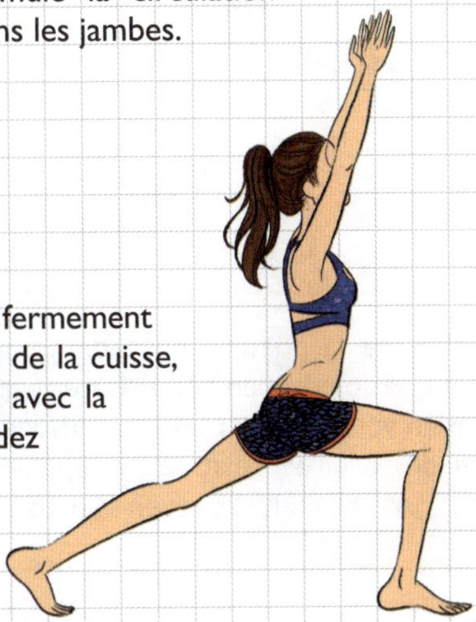

La fente avant haute

Ramenez le pied droit entre les mains. Inspirez, appuyez fermement le pied avant dans le sol et, en contractant les muscles de la cuisse, redressez le torse, en veillant que le genou soit aligné avec la cheville. Les épaules sont à la verticale des hanches. Tendez les bras vers le ciel, les épaules relâchées vers le bas.

Ça travaille : renforce et raffermit les cuisses, ouvre le torse.

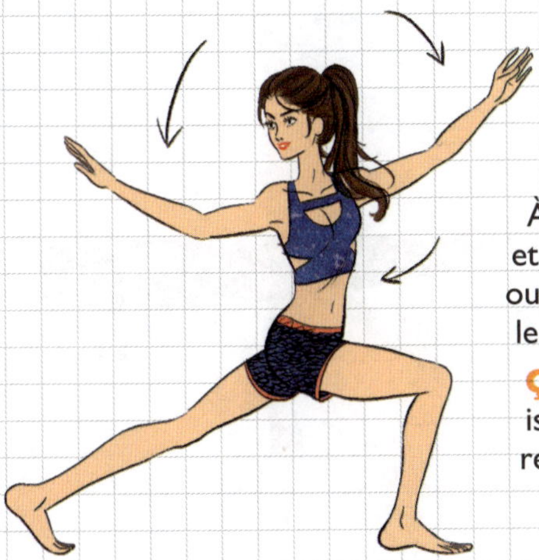

La fente avant haute avec torsion

À partir de la posture précédente, bras en l'air, inspirez et, sur l'expiration, tournez votre torse vers la droite en ouvrant les bras sur les côtés. Relâchez les hanches vers le bas. Faites 3 à 5 longues respirations dans la posture.

Ça travaille : renforce les hanches, raffermit les ischio-jambiers, les fessiers, les quadriceps, les mollets, renforce les bras et les épaules.

Le guerrier numéro 3

Penchez-vous vers l'avant et basculez le haut du corps à l'horizontale. Faites passer le poids du corps sur la jambe droite et amenez la jambe gauche à l'horizontale, en gardant les hanches au même niveau. Essayez de tendre les bras à l'horizontale devant vous pour faire une ligne droite avec vos bras et votre jambe gauche tendue vers l'arrière.

Ça travaille : renforce les jambes et les fessiers, étire le buste.

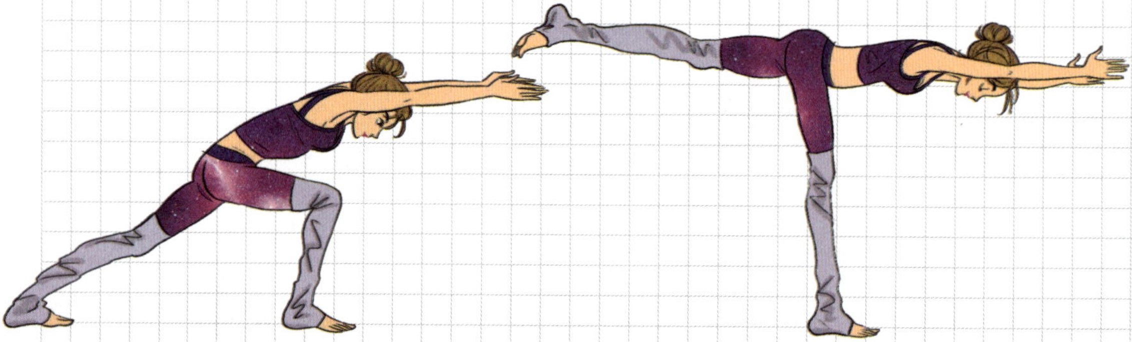

La posture de la chaise

À partir de la posture précédente, abaissez la jambe levée et redressez-vous. En position debout, les pieds bien parallèles et écartés de la largeur des hanches, pliez les genoux, amenez le bassin vers le bas et les bras au-dessus de la tête. Essayez d'avoir les bras dans le prolongement des oreilles, relâchez les épaules vers le bas. Maintenez la posture 10 longues respirations. Puis relâchez. Et revenez dans la posture du guerrier numéro 3.

Ça travaille : renforce les jambes et les fessiers, étire le buste.

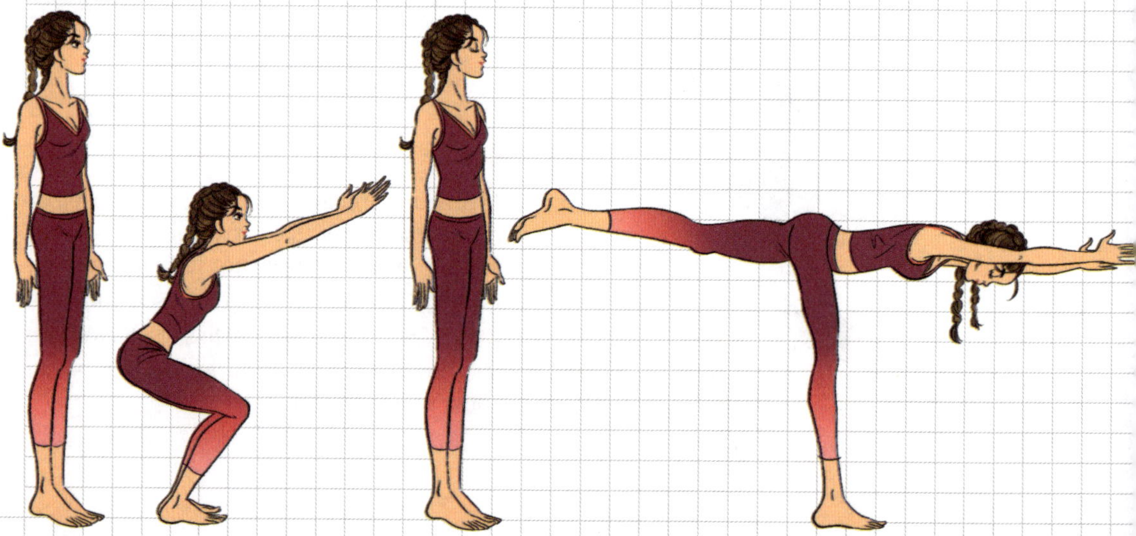

La demi-lune inversée (ou demi-lune avec torsion)

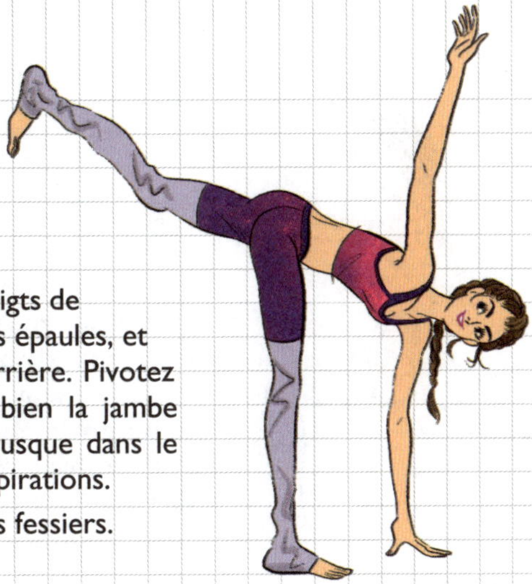

À partir du guerrier numéro 3, effectuez une torsion en posant le bout des doigts de la main gauche sur le sol, à la verticale des épaules, et tendez le bras droit vers le haut et en arrière. Pivotez bien le buste vers la droite et tendez bien la jambe gauche, sentez l'étirement de la jambe jusque dans le talon. Maintenez la posture 3 longues respirations.

Ça travaille : renforce les jambes et les fessiers.

La demi-lune

À partir de la posture précédente, revenez au centre, dans la posture du guerrier numéro 3, avec le bout des doigts au sol. Posez le bout des doigts de la main droite au sol, à la verticale de l'épaule droite, amenez la hanche gauche au-dessus de la droite et ouvrez le buste vers la gauche. Tendez le bras gauche vers le ciel et portez votre regard vers la main gauche dirigée vers le ciel.

Ça travaille : renforce les jambes et ouvre le buste.

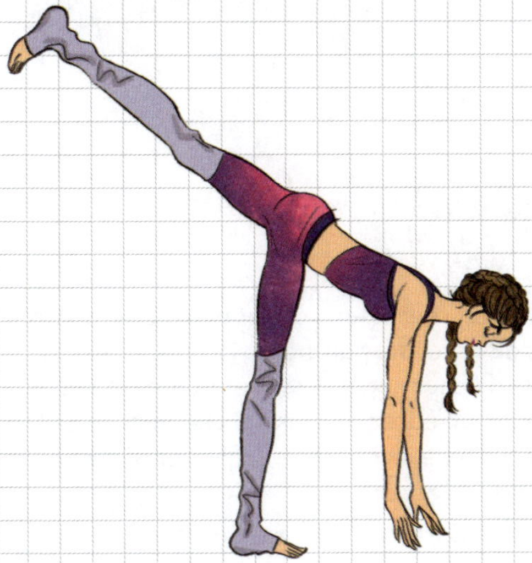

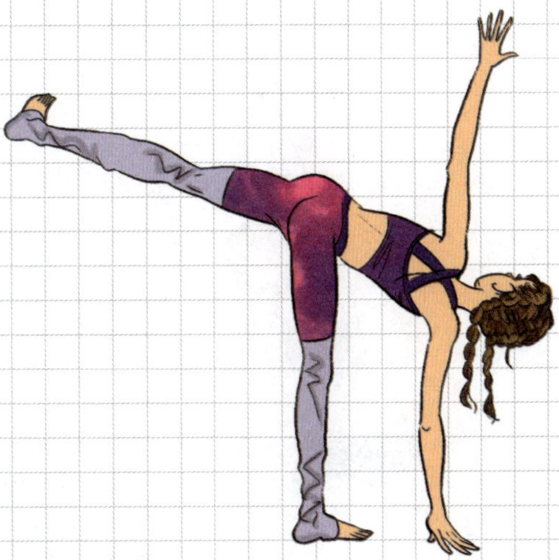

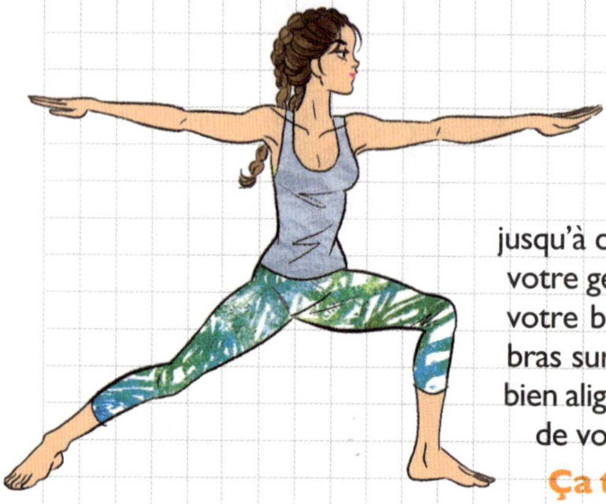

Le guerrier numéro 2

À partir de la demi-lune, descendez la jambe gauche au sol en fléchissant la jambe d'appui droite. Redressez le haut du corps et abaissez le genou avant jusqu'à ce que votre cuisse soit à l'horizontale. Veillez à ce que votre genou soit bien à l'aplomb de la cheville. Votre bassin et votre buste sont ouverts sur la gauche. Tendez et étirez les bras sur les côtés, à l'horizontale, en veillant à ce qu'ils soient bien alignés avec les épaules. Regardez vers l'avant en direction de votre main droite.

Ça travaille : renforce les jambes et ouvre les hanches.

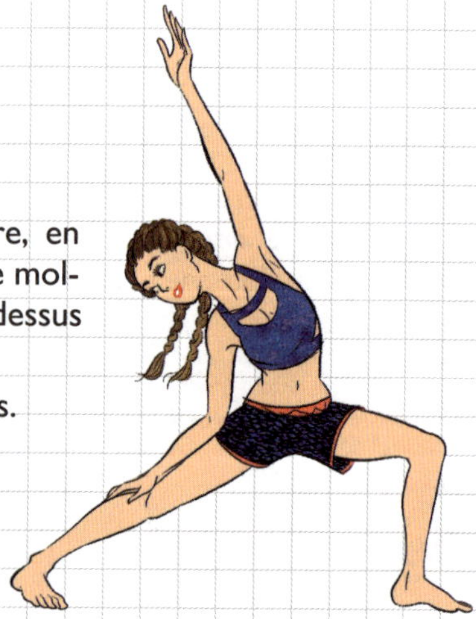

Le guerrier inversé

Sans bouger les jambes, penchez le buste vers l'arrière, en direction de la jambe gauche, posez la main gauche sur le mollet gauche. Tendez et étirez le bras droit vers le haut, au-dessus de la tête. Restez dans la posture sur 3 respirations.

Ça travaille : renforce les jambes et ouvre les hanches.

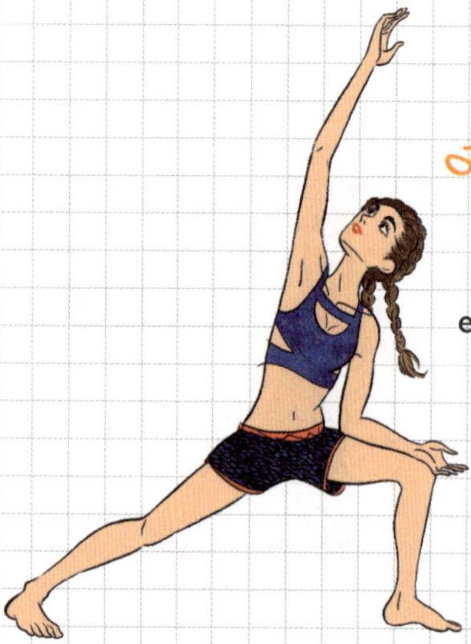

La posture de l'étirement de l'angle latéral (ou posture de l'angle étiré)

Sans bouger les jambes, redressez-vous et penchez le buste en avant au-dessus de la cuisse, puis posez l'avant-bras droit sur la cuisse droite. Prenez appui dessus et ouvrez le buste vers le haut, tendez et étirez le bras gauche vers le ciel, au-dessus de l'oreille gauche, et regardez en direction de la paume de main gauche.

Ça travaille : renforce les jambes, ouvre le buste et les épaules.

Le chien tête en bas

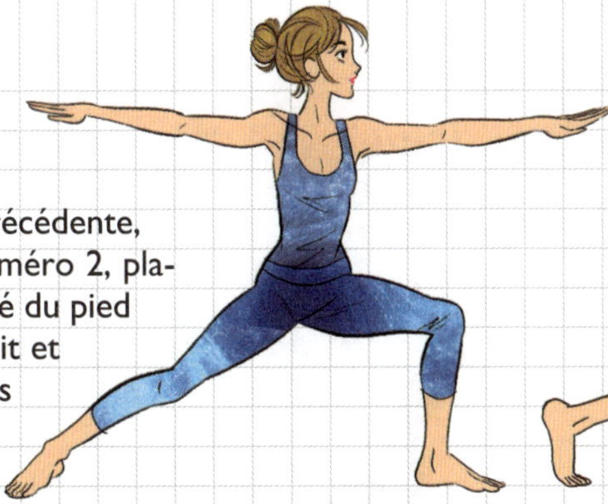

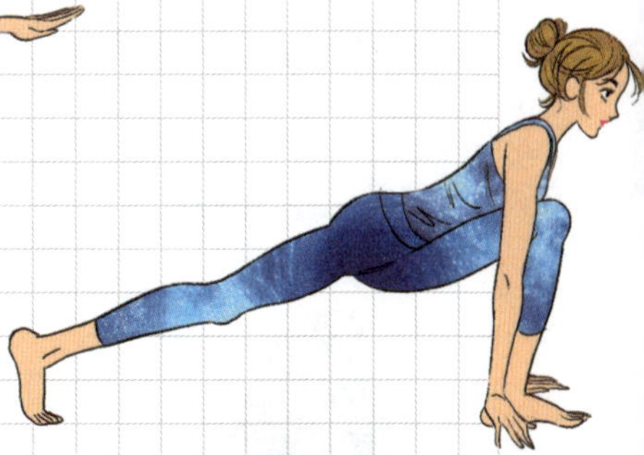

À partir de la posture précédente, remontez en guerrier numéro 2, placez les mains au sol à côté du pied droit, reculez le pied droit et venez tranquillement dans la position du chien tête en bas. Mains à plat ancrées dans le sol, soulevez le bassin et formez un V inversé, poussez les talons en direction du sol. Détendez les épaules, relâchez la tête et la nuque vers le sol.

Ça travaille : ouvre l'arrière des jambes.

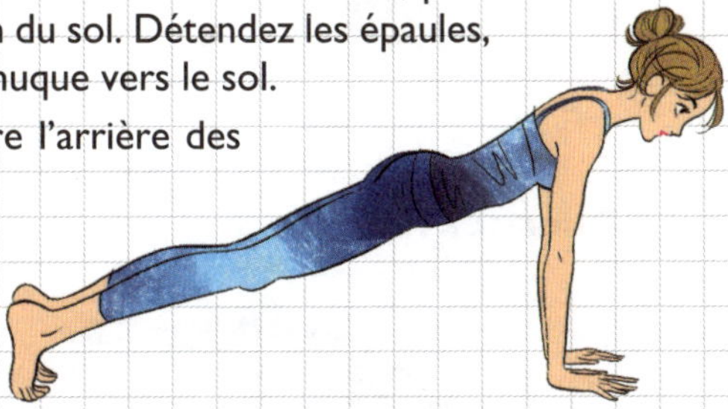

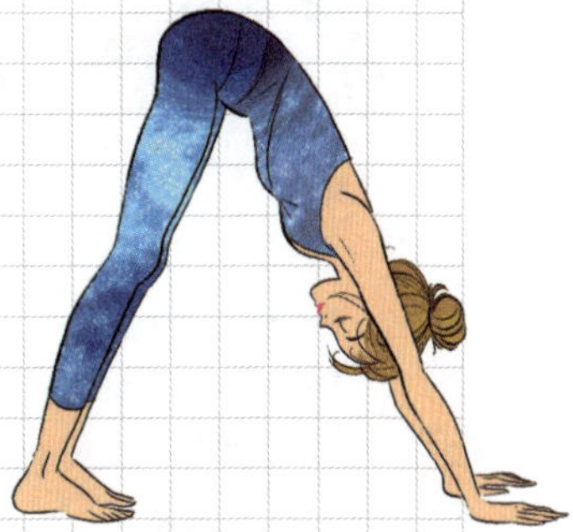

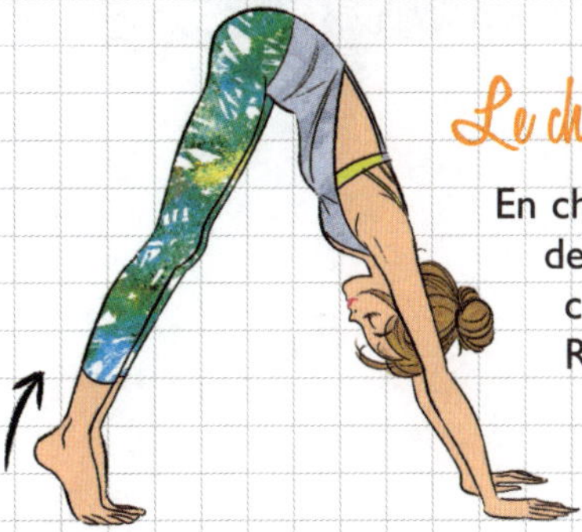

Le chien tête en bas, talons soulevés

En chien tête en bas, sur une inspiration, mettez-vous sur la pointe des pieds, talons et bassin soulevés. Sur l'expiration, revenez en chien tête en bas, en essayant de rapprocher les talons au sol. Répétez le mouvement 3 fois.

Ça travaille : ouvre et étire l'arrière des jambes, renforce les mollets.

Le chien tête en bas

Recommencez la même séquence sur l'autre jambe.

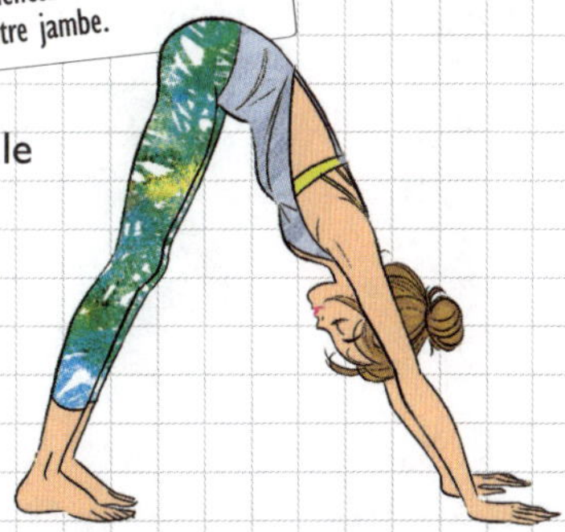

Détendez bien les épaules. Relâchez la tête et la nuque vers le sol. Puis revenez dans la position statique.

Ça travaille : ouvre et renforce l'arrière des jambes et les épaules, soulage les tensions dans la tête et la nuque, stimule la circulation sanguine dans tout le corps.

Mon circuit lower body toning & yoga butt

1 Chien tête en bas

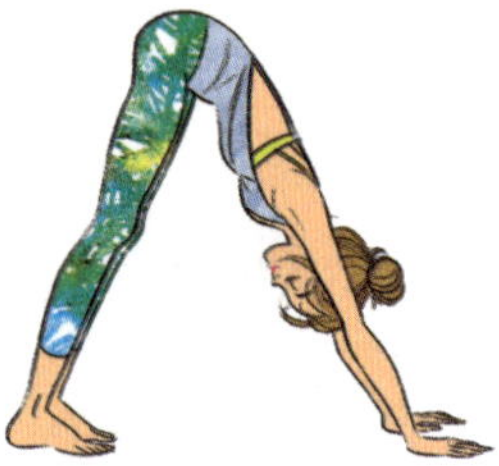

2 Chien à trois pattes

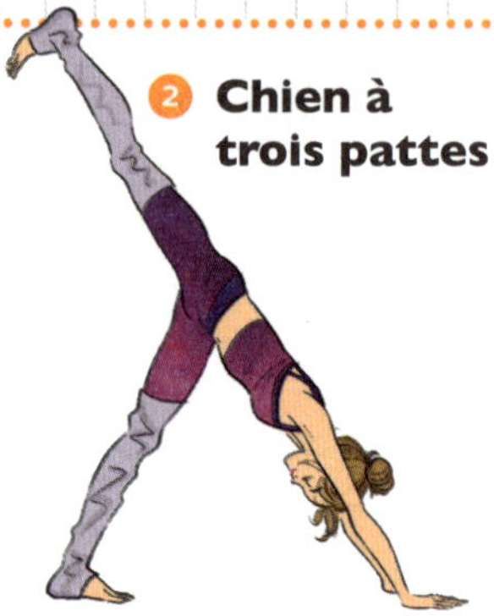

3 Fente avant haute

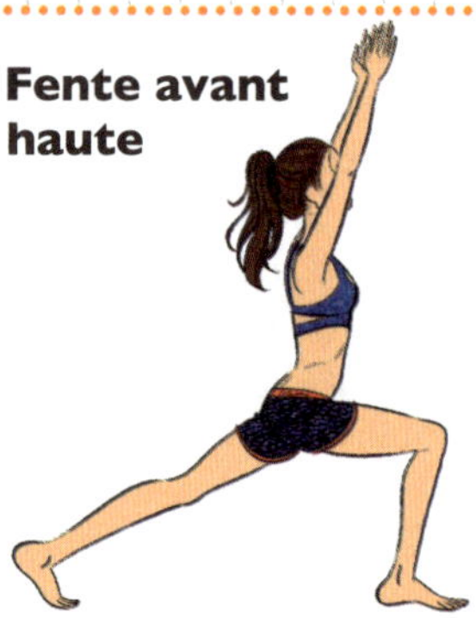

4 Fente avant haute avec torsion

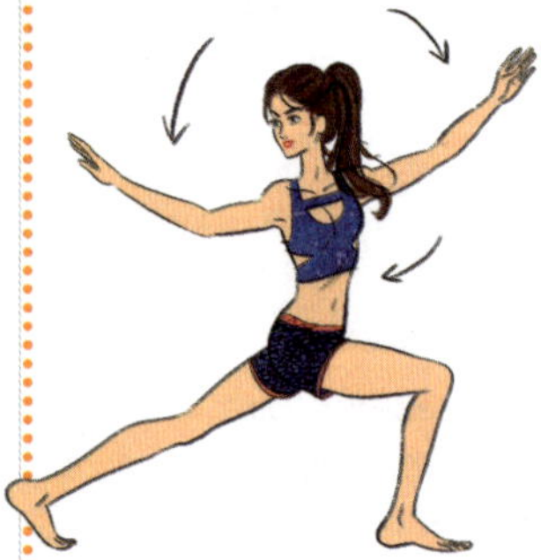

5 Guerrier numéro 3

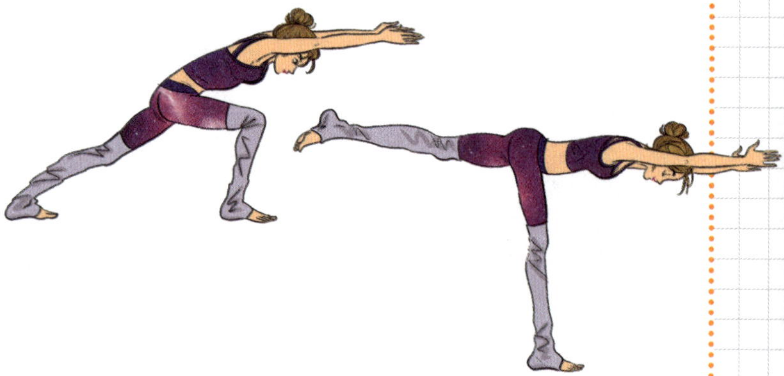

6 Posture de la chaise

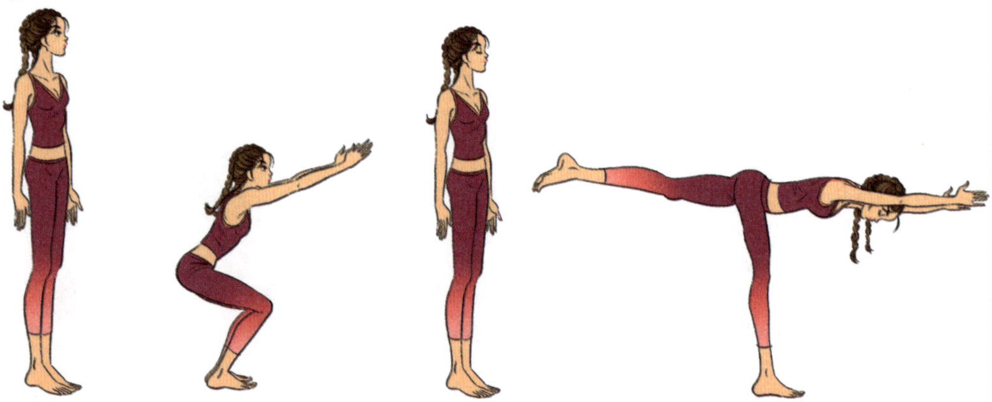

7 Demi-lune inversée

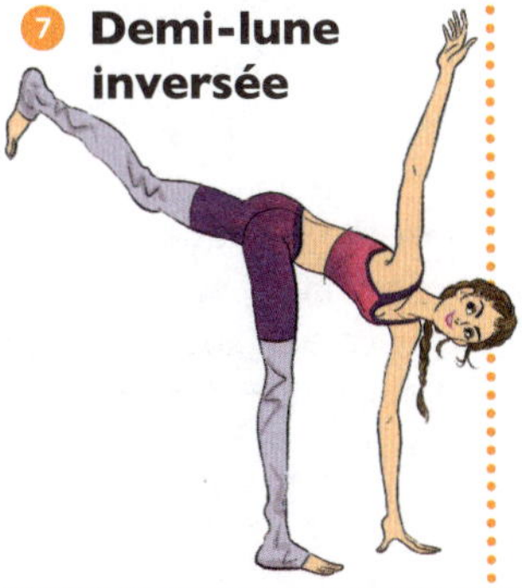

8 Demi-lune

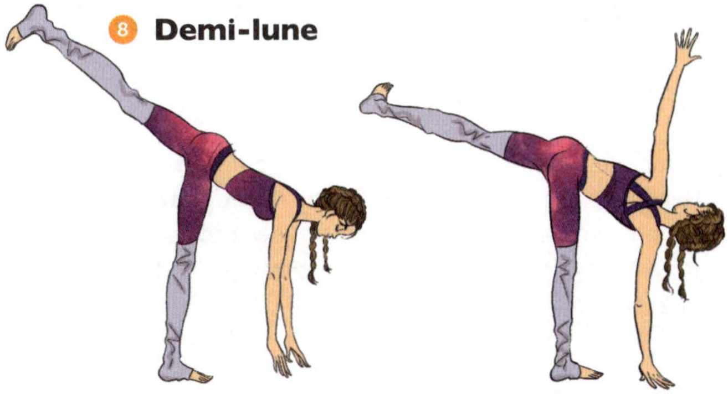

9 Guerrier numéro 2

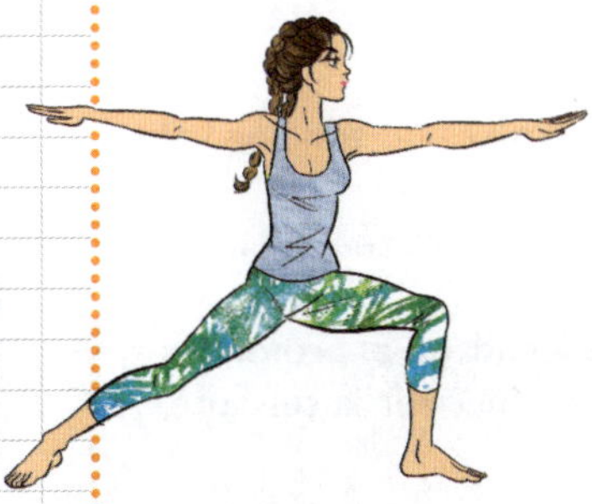

10 Guerrier inversé

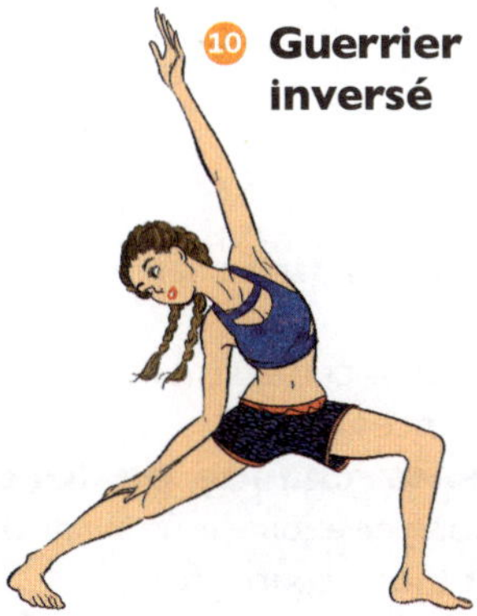

11 Posture de l'étirement de l'angle latéral

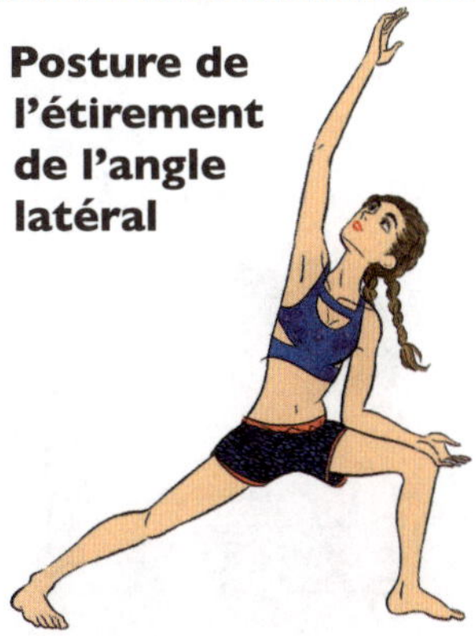

12 Chien tête en bas

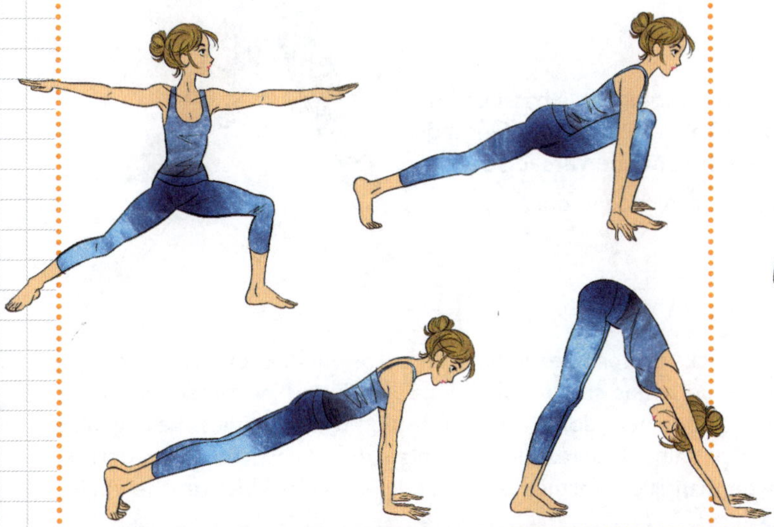

13 Chien tête en bas, talons soulevés

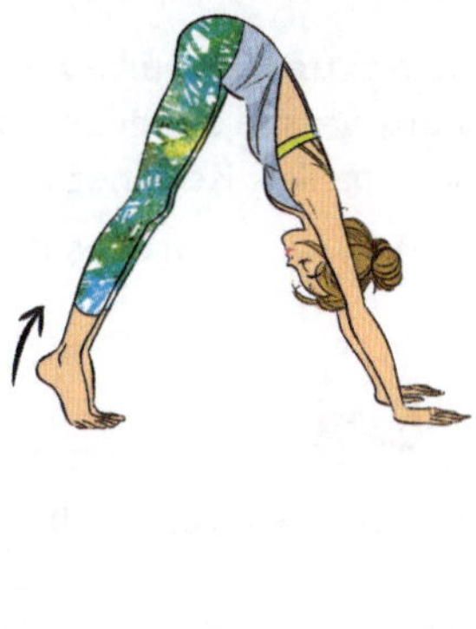

Programme n° 4 : upper body toning

Objectif haut du corps fin et musclé

La séquence suivante va contribuer à renforcer le haut du corps : il existe quelques postures qui le ciblent particulièrement. Si vous pratiquez régulièrement ce programme, vous allez non seulement entretenir votre force et votre tonus musculaire, mais vous verrez aussi véritablement vos bras et vos épaules se dessiner (sans devenir Musclor non plus !). Un dos fin et bien défini est ultra sexy !

Comment ça marche ?

Cette séquence est donc conçue pour augmenter la solidité du buste, muscler et dessiner les bras, les épaules et la poitrine.

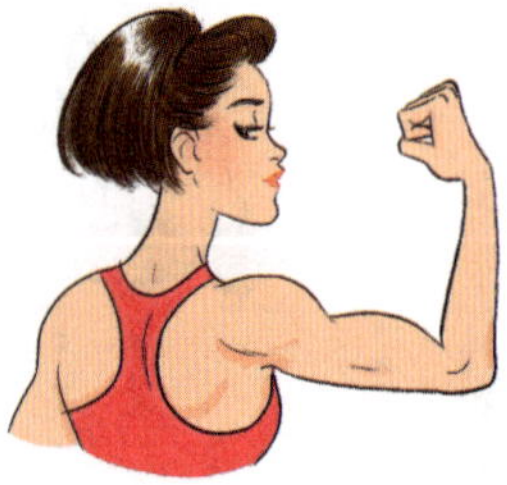

À faire... 3 fois par semaine, 8 fois, à la suite du training full body.

Ou pratiquez cette séance en préambule, mixée avec les autres séances ciblées.

Maintenez chaque posture... pendant 5 profondes inspirations et expirations avant d'enchaîner sur la suivante, sauf indications contraires.

Le chien tête en bas

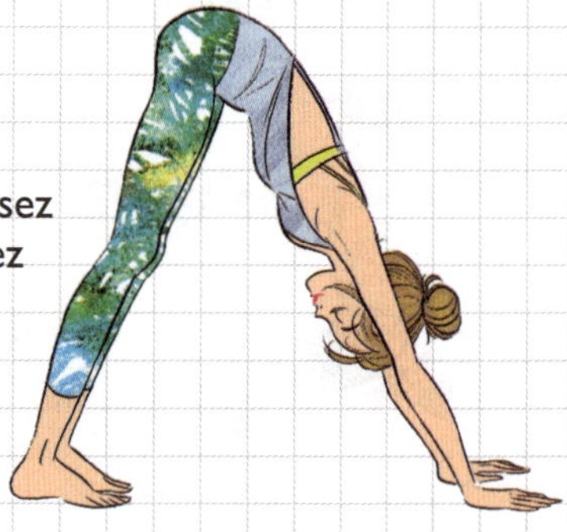

À quatre pattes, retournez les orteils, soulevez le bassin, poussez les talons vers le sol et venez en chien tête en bas. Détendez bien les épaules. Relâchez la tête et la nuque vers le sol.

Ça travaille : ouvre les épaules, renforce le dos.

La planche

À partir du chien tête en bas, avancez et déroulez le haut du corps vers l'avant en conservant une bonne pression des paumes de mains sur le sol. Gardez les bras bien tendus et venez dans la position de la planche. Les poignets doivent être à l'aplomb des épaules. Les épaules sont toniques, l'ensemble du corps gainé. Écartez bien les doigts des mains, repliez les orteils, tendez les bras et les jambes de manière à former une belle ligne droite avec tout le corps, depuis le sommet de la tête jusqu'aux talons. Activez les muscles de l'abdomen et dirigez l'avant des cuisses vers le haut. Restez 10 longues respirations dans la posture. Si c'est trop intense, reposez les genoux au sol, récupérez, puis revenez dans la posture.

Ça travaille : renforce les épaules et les bras.

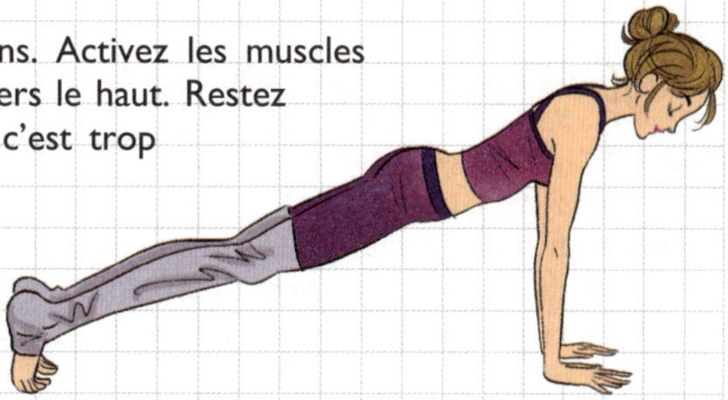

Les petites pompes (ou pompes triceps)

En planche, pliez les coudes vers l'arrière et rapprochez votre corps à mi-chemin du sol, puis restez en suspens bien droite, les bras à l'horizontale. Vous devez être juste au-dessus du sol, le raser avec votre corps et rester en suspension. Poussez sur les bras pour revenir en planche. Exécutez le mouvement 3 fois. Si cette posture est trop intense pour vous, faites-la genoux au sol, en finissant par relâcher entièrement le corps au sol.

Ça travaille : renforce les épaules, les bras, la poitrine.

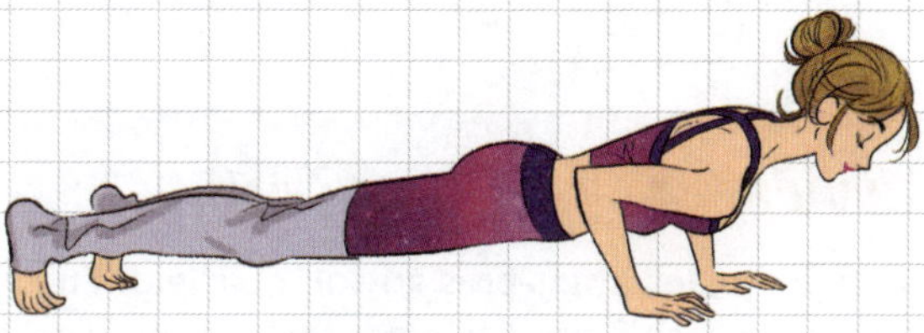

La planche latérale

En planche, soulevez les hanches, poussez sur la main droite, basculez sur l'extérieur du pied droit et placez le pied gauche sur le droit. Ouvrez tout le corps vers la gauche.
Pour un bon placement, gardez le bassin soulevé, serrez la taille, levez les hanches, levez et étirez bien le bras gauche vers le ciel et portez votre regard vers votre main gauche.
Maintenez la position en veillant à respirer profondément. Si cela devient trop difficile, posez le genou gauche au sol.
Revenez ensuite en planche, et exécutez la même chose de l'autre côté.

Ça travaille : renforce les épaules, les bras, la poitrine.

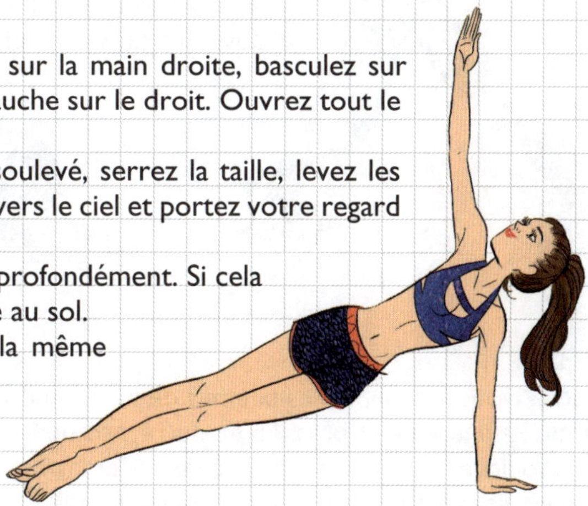

La planche de côté, pied dans l'arbre

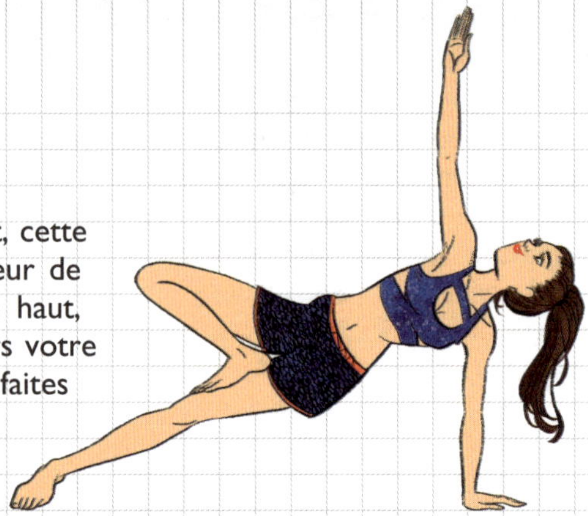

Recommencez la planche latérale sur la droite, et, cette fois, placez la plante du pied gauche sur l'intérieur de la cuisse droite. Tendez le bras gauche vers le haut, au-dessus de l'épaule, et portez votre regard vers votre main. Maintenez la posture sur 5 respirations, puis faites la même chose de l'autre côté.

La planche sur les avant-bras

Mettez-vous à quatre pattes et posez les avant-bras au sol, parallèles l'un à l'autre. Allongez les jambes derrière vous, retournez les orteils et tendez les jambes. Votre corps doit former une ligne droite depuis le sommet de la tête jusqu'aux talons. Gardez le dos droit et veillez à ne pas monter les fesses. Faites 10 respirations dans la posture.

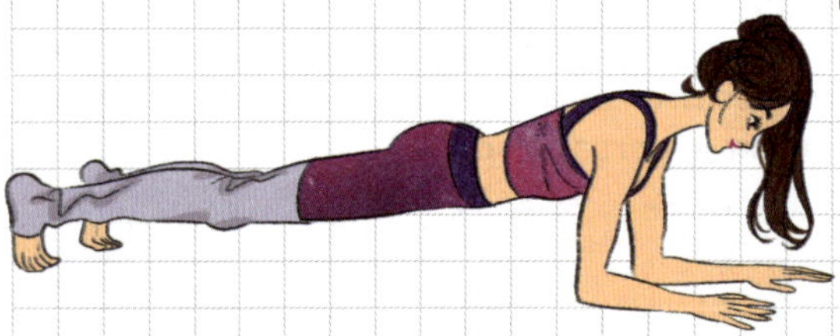

Ça travaille : renforce les épaules.

Le dauphin (ou le chien tête en bas sur les avant-bras)

À partir de la posture précédente, les avant-bras au sol, parallèles l'un à l'autre, et les doigts bien écartés, avancez doucement, pas à pas, les pieds vers les coudes, de manière à former un V inversé sur les avant-bras. Détendez les épaules et relâchez la tête. Maintenez la posture sur 5 respirations, puis reposez les genoux au sol, asseyez-vous sur les talons, posez le front au sol, tendez les bras devant et relâchez les épaules (position de l'enfant).

Ça travaille : développe et renforce les épaules.

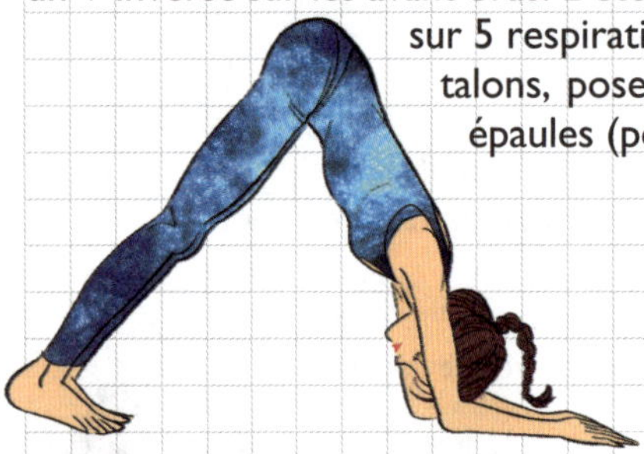

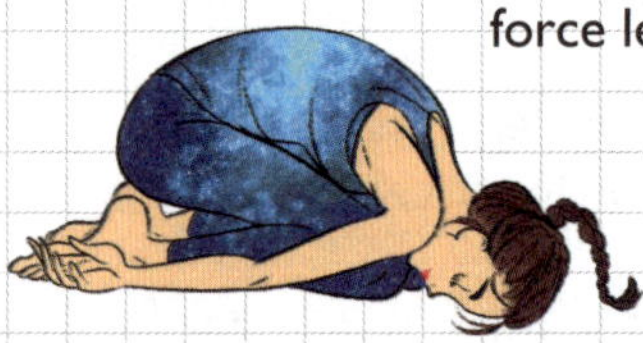

Le corbeau

Mettez-vous accroupie, les paumes de mains ancrées dans le sol, à l'avant des pieds. Placez les genoux sur les avant-bras. Fixez du regard un point devant vous (ne regardez jamais vers le sol), soulevez le bassin sans décoller les pieds du sol, maintenez la position.
Si vous êtes à l'aise au niveau de vos appuis et que vous vous sentez suffisamment stable, décollez un pied, puis reposez-le au sol. Faites la même chose avec l'autre pied.

Si vous vous sentez à l'aise dans la posture, soulevez de nouveau un pied et essayez de soulever l'autre en même temps. Appuyez bien sur les paumes de mains pour vous aider à lever les deux pieds. Essayez de maintenir la posture sur 3 respirations, puis, tranquillement et en douceur, reposez les pieds au sol.

Ça travaille : renforce les bras et les abdominaux, développe la confiance en soi.

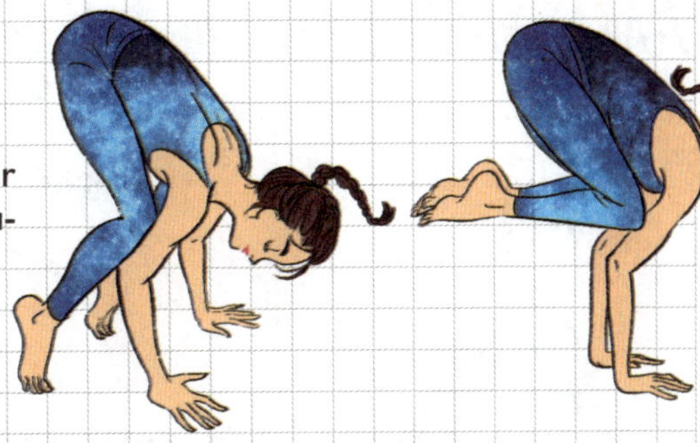

La flexion avant debout avec ouverture des épaules

Relâchez doucement la posture du corbeau, venez tranquillement en position à quatre pattes, puis pressez dans vos paumes de mains et dans vos pieds, levez les hanches et le bassin pour venir dans la posture du chien tête en bas. Prenez quelques respirations dans la posture puis marchez avec vos mains vers vos pieds et relâchez le buste dans la position debout. Mettez-vous debout, les pieds légèrement écartés. Prenez une grande inspiration et, sur l'expiration, penchez-vous vers l'avant, essayez de rapprocher le buste des cuisses. Entrelacez les mains dans le dos et laissez-les descendre vers le sol. Si vous sentez que cela tire trop au niveau de l'arrière des cuisses, vous pouvez fléchir les genoux. Essayez progressivement de rapprocher l'abdomen des cuisses en penchant toujours un peu plus vers l'avant, et sentez l'étirement et l'ouverture au niveau des épaules. Respirez profondément dans la posture.

Ça travaille : ouvre le thorax. En ramenant les épaules vers l'arrière et vers le bas, cette posture empêche nos épaules de tomber et s'avachir. Elle nous aide à rectifier une position trop voûtée afin de se tenir bien droite pour ne pas finir bossue.

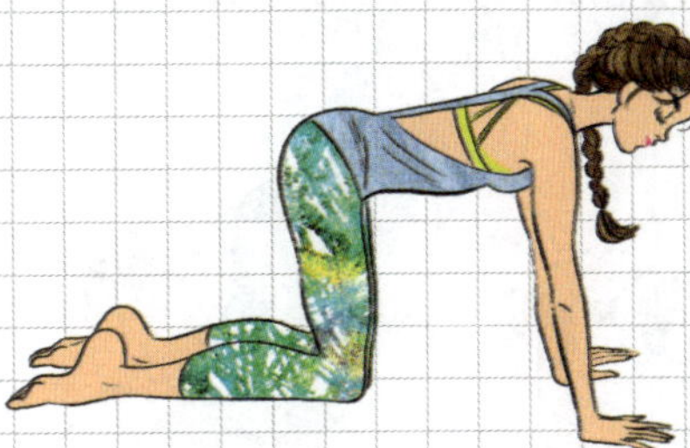

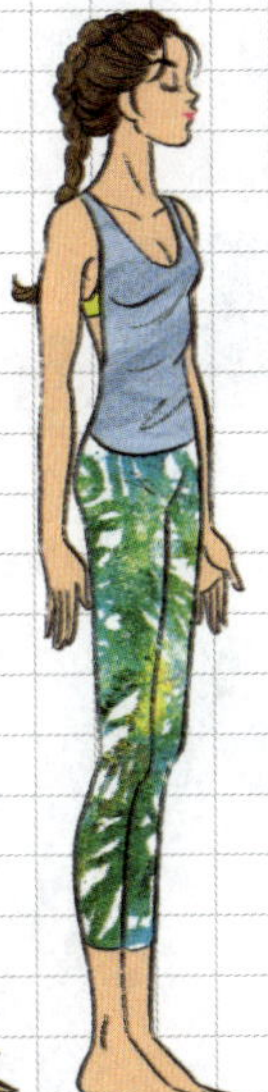

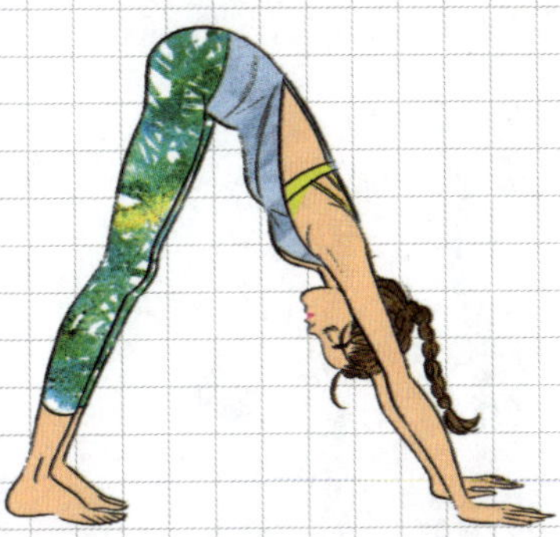

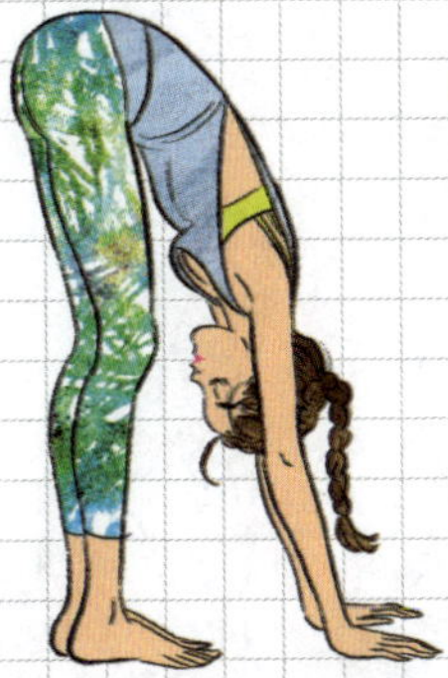

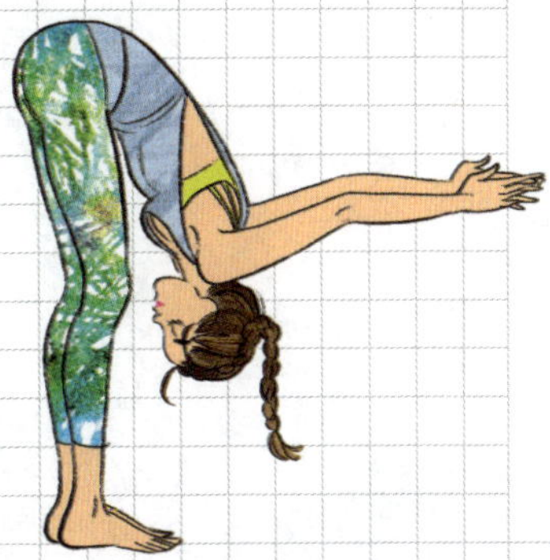

Mon circuit upper body toning

1 Chien tête en bas

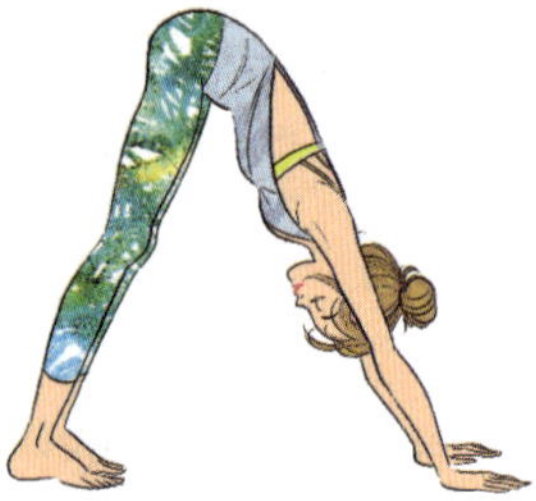

2 Planche

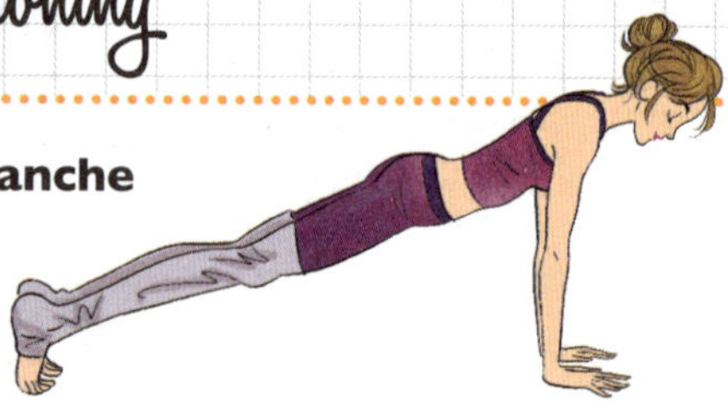

3 Petites pompes

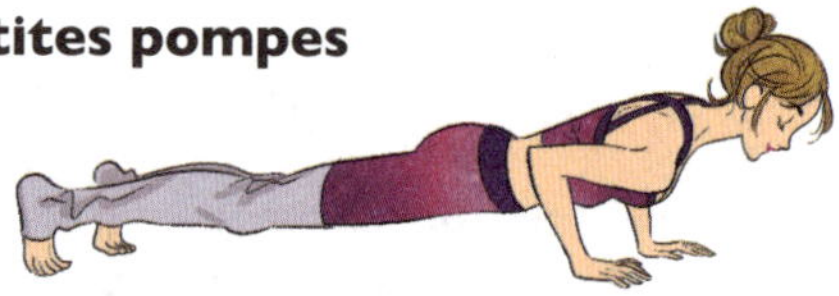

4 Planche latérale

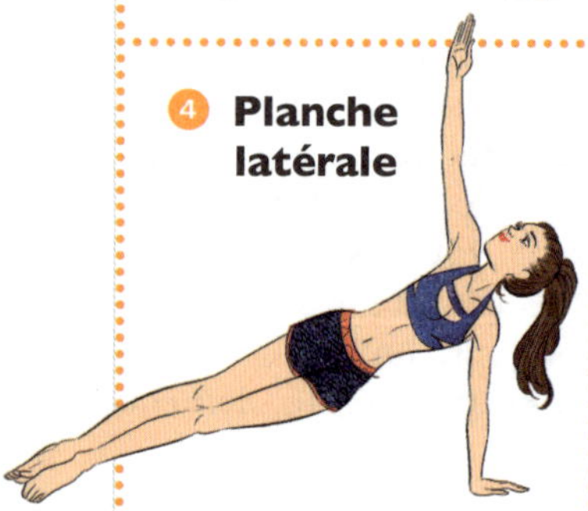

5 Planche de côté, pied dans l'arbre

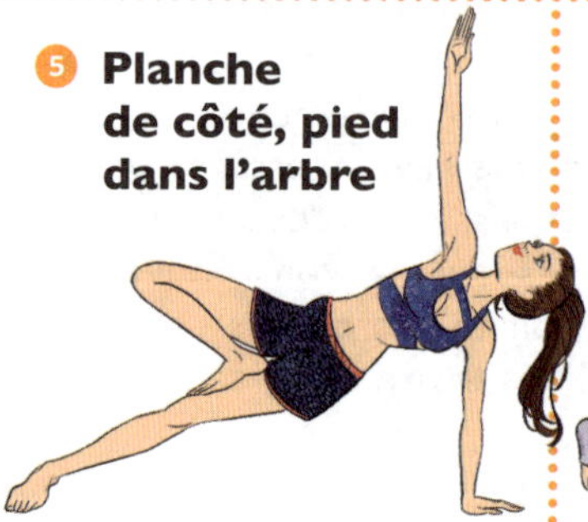

6 Planche sur les avant-bras

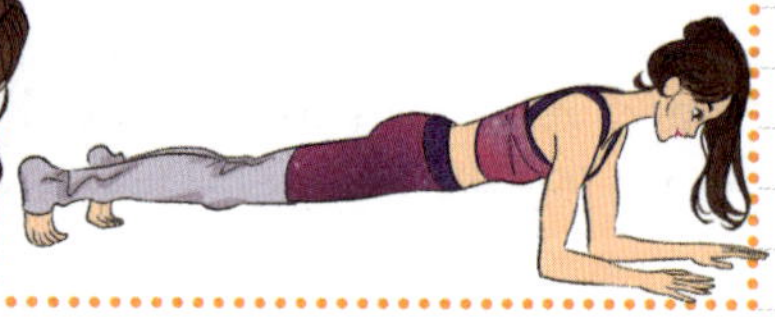

7 Dauphin

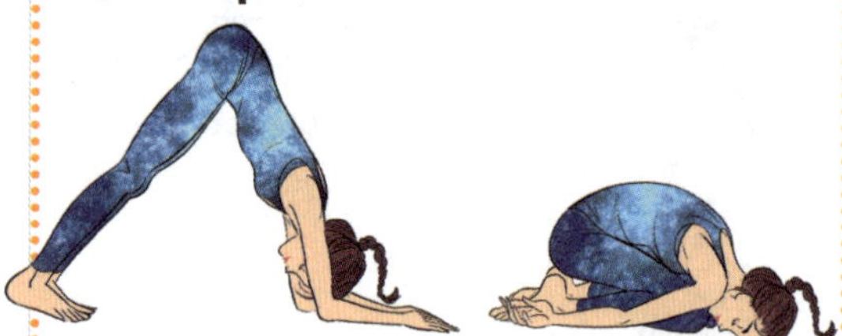

8 Corbeau

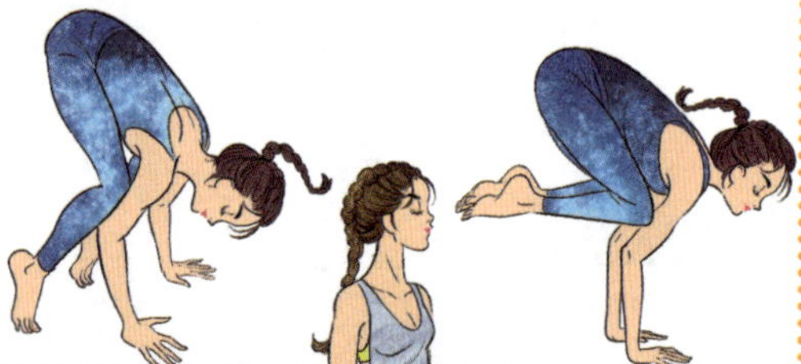

9 Flexion avant debout avec ouverture des épaules

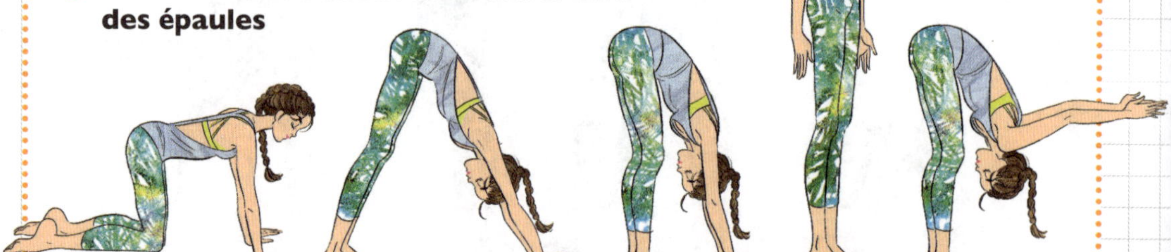

La fin de la séance

Savasana (position du cadavre) : la relaxation

Allongez-vous sur le dos, écartez les jambes à la largeur des hanches, voire un peu plus. Relâchez les bras sur les côtés, les paumes des mains ouvertes vers le ciel. Respirez profondément, fermez les yeux, détendez-vous et restez dans la posture pendant 3 à 5 minutes.
Quand vous êtes prête à sortir de la posture, réveillez tranquillement votre corps en approfondissant vos respirations, faites des cercles avec vos chevilles et vos poignets, bougez les doigts des mains et des pieds, amenez les genoux contre la poitrine et basculez sur un côté ou roulez vers l'avant pour venir en position assise.
Tranquillement, en position tailleur, reprenez vos esprits. Placez les mains en prière devant la poitrine, prenez 3 longues respirations (on inspire par le nez et on expire par la bouche) et ouvrez les yeux.

Après votre séance, poursuivez votre journée comme d'habitude en essayant de rester calme, détendue et attentive au monde qui vous entoure :) Forte dans votre corps et forte dans votre tête !

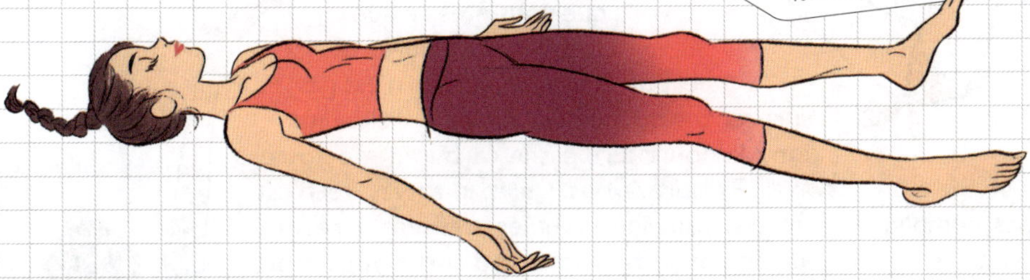

Mes conseils pour bien pratiquer

- ✔ Il n'y a pas de secret, il faut de la régularité pour obtenir des résultats et pouvoir observer les bénéfices physiques du yoga.
- ✔ Faire les séquences une fois, c'est bien, mais cela ne suffit pas.
- ✔ Les enchaînements proposés dans les programmes vont solliciter les muscles profonds. En maintenant les postures sur une certaine durée, vous allez également commencer à brûler les graisses.
- ✔ Faites du yoga encore et encore, répétez les séquences, et vous obtiendrez un corps de liane, fin, élancé, musclé et parfaitement dessiné. Le yoga fait des merveilles pour le corps.
- ✔ Plus on pratique, plus on se sculpte, et on obtient un corps énergique et harmonieux, dans lequel on se sent bien.

Chapitre 4

Yoga food

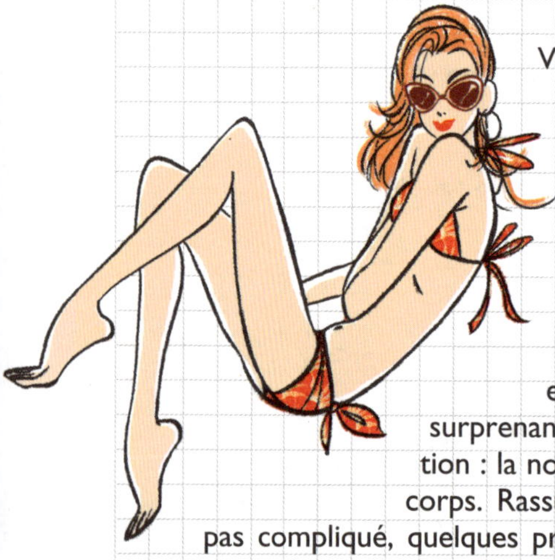

Vous remettre au sport, c'est un très bon début. Mais le bien-être et la minceur, c'est tout un lifestyle ! C'est d'abord faire une pratique douce comme le yoga, qui vous recentre, vous épanouit et vous fait bouger, mais c'est aussi adopter une nourriture saine et équilibrée pour le bon fonctionnement du corps. Rappelez-vous que vous êtes ce que vous mangez. Le bien-être est un état intérieur, ce n'est pas surprenant qu'il passe aussi par l'alimentation : la nourriture est le carburant de votre corps. Rassurez-vous : bien manger, ce n'est pas compliqué, quelques principes simples suffisent à révolutionner le contenu de son assiette. Alors, cap sur la yoga food, une alimentation qui chouchoute le corps de l'intérieur, pour se sentir bien, en bonne santé et pleine de vitalité !

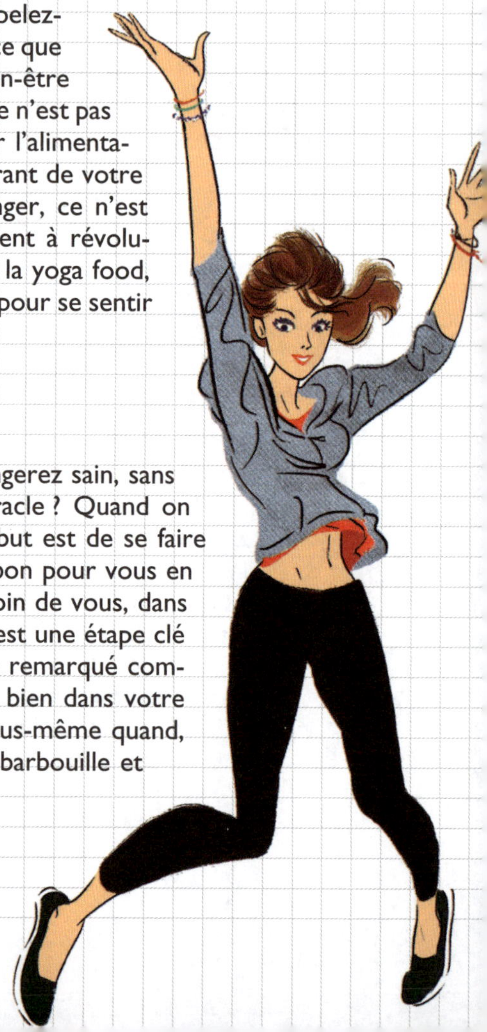

La yoga food, c'est une alimentation healthy

Vous allez voir : plus vous ferez de yoga, plus vous mangerez sain, sans même vous en rendre compte. Pourquoi ce petit miracle ? Quand on commence le yoga, on entame une démarche dont le but est de se faire du bien : vous allez devenir plus attentive à ce qui est bon pour vous en général. Vous aurez envie de prendre de plus en plus soin de vous, dans tous les domaines. Or, c'est bien simple, l'alimentation est une étape clé pour qui veut accéder au bien-être. N'avez-vous jamais remarqué combien manger sainement vous donne la sensation d'être bien dans votre ventre ? D'être bien tout court, en adéquation avec vous-même quand, à l'inverse, manger un produit lourd et industriel vous barbouille et vous fait culpabiliser ?

Une alimentation digeste et pleine de vitalité

Après un cours de yoga, vous êtes à la fois calme et pleine d'énergie. En toute logique, vous souhaitez obtenir les mêmes effets grâce à une alimentation digeste et pleine de vitalité : dites bonjour aux fruits et légumes, aux oléagineux, qui contiennent des vitamines, des minéraux, des oligoéléments, et au revoir aux calories vides de la nourriture industrielle !

Je prends conscience de ce que je mange

Comme tout le monde, il vous arrive d'ingérer, devant une série, de la nourriture que vous n'avez pas préparée (ou presque pas), en mode automatique. Vous avez aussi un aliment doudou (chocolat, pâte à tartiner, petits gâteaux…) que vous engloutissez en trop grande quantité quand vous êtes fatiguée, stressée, triste – bref, perturbée. Autrement dit : votre rapport à la nourriture n'est pas top top. Le yoga va vous apprendre à être consciente de ce que vous mangez. Plus vous le pratiquerez, plus la pleine conscience occupera de la place dans votre corps et votre vie. Prendre soin de vous deviendra une seconde nature.

Je prends conscience de mes vrais besoins nutritionnels

Avec le yoga, vous connaissez déjà un peu mieux votre corps : ses forces, ses faiblesses, son fonctionnement. Pas de doute, c'est une merveilleuse machine ! Que vous avez envie de chouchouter… Naturellement, vos envies vont se diriger vers des aliments qui vous nourrissent réellement et vous éloigner de ceux qui sont peu nutritifs et potentiellement nuisibles, ou même de ceux qui ne vous conviennent pas. Apprenez à vous écouter, et faites confiance à votre intuition.

Une seule règle : la souplesse

Le principe : manger selon son intuition, et se faire plaisir ! Black-listez les régimes et la frustration qui génèrent du stress, autant dans votre esprit que dans votre corps. Manger avec plaisir quelque chose que l'on aime est plus nourrissant que manger quelque chose à contrecœur ! Vous avez le droit de faire des « écarts ». Le plaisir est une notion fondamentale si vous voulez que votre changement de vie soit durable. Vous avez envie d'une glace ? Pas question de la manger rapidement, en cachette : savourez-la ! En adoptant juste une alimentation saine, sans être obsédée par un régime, vous arriverez plus facilement à retrouver votre poids de forme. Lâchez prise !

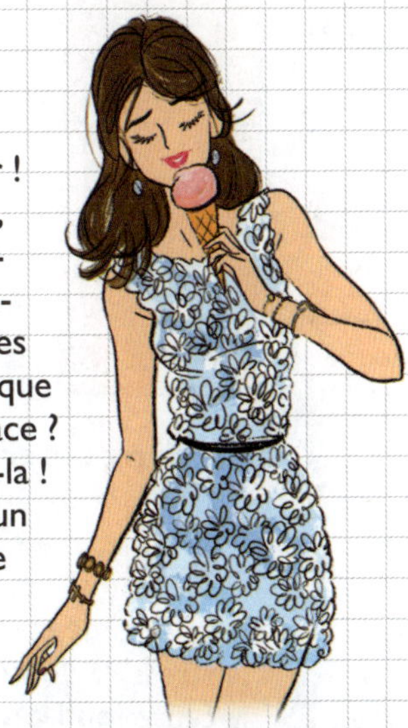

L'intuitive food

L'alimentation intuitive, c'est être à l'écoute de nos ressentis, analyser les aliments qui nous conviennent et ceux qui nous incommodent, déterminer ceux qui nous font du bien et ceux qui ne nous en font pas, et savoir distinguer la faim émotionnelle de la faim physique.

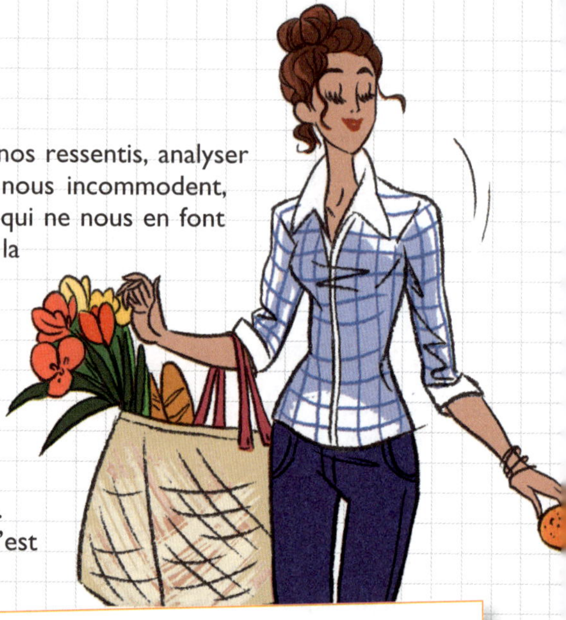

J'ai faim ou j'ai juste envie de manger ?

Quand on a faim, il arrive souvent qu'on ne sache pas vraiment si c'est une demande de notre corps, qui manque de carburant pour fonctionner, ou si ça se passe dans notre tête. Parfois, on a aussi faim par habitude, parce que c'est l'heure de manger, tout simplement.

La tenue d'un journal dans lequel vous notez les aliments et la quantité que vous ingérez peut vous aider à maîtriser pour de bon vos fringales émotionnelles. Savoir quand et pourquoi vous mangez sous l'effet de l'émotion vous aidera à abandonner cette habitude nuisible. Livrez-vous à cette petite introspection pendant 1 semaine.

Jour	Moment de la fringale	Aliment mangé + quantité	Cause
Lundi	....	....	....
Mardi	....	....	....
Mercredi	....	....	....
Jeudi	....	....	....
Vendredi	....	....	....
Samedi	....	....	....
Dimanche	....	....	....

Contrez les fringales émotionnelles

Lorsque vous aurez consigné vos habitudes alimentaires pendant au moins 1 semaine, examinez votre journal en vue d'y déceler des tendances (émotions récurrentes, heures critiques et déclencheurs). Parmi les motifs émotionnels fréquents de suralimentation, citons la colère, l'ennui, la solitude, le désespoir, le stress, la dépression et la frustration. Tentez de découvrir le déclencheur ou la cause fondamentale de telles émotions.

Qu'est-ce que la faim émotionnelle ?

La faim émotionnelle est déclenchée par une émotion (stress, tristesse, colère, angoisse…). C'est une façon (mauvaise) de gérer quelque chose qui nous perturbe. Vous n'avez pas vraiment faim, la nourriture est simplement une échappatoire à votre état émotionnel. Elle a alors une fonction rassurante, réconfortante… mais qui ne dure pas, car les conséquences de cette prise alimentaire émotionnelle sont souvent doubles : cette mauvaise habitude vous fait prendre du poids et culpabiliser.

Les 3 questions incontournables avant d'ouvrir le frigo

Afin d'éviter de manger sous l'effet de l'émotion, posez-vous toujours ces 3 questions :

1. Est-ce que je ressens une faim physique ou émotionnelle ? Apprenez à reconnaître les signes et les sensations de la vraie faim physique (estomac qui gargouille, sensation de ventre creux, baisse de la concentration), et mangez uniquement lorsqu'ils se manifestent.
2. N'ai-je pas plutôt soif que faim ? Nous confondons souvent les deux. Buvez un verre d'eau ou une tasse de thé, puis demandez-vous de nouveau si vous avez faim.
3. Après avoir mangé, ai-je laissé assez de temps à mon corps pour qu'il émette un signal de satiété ? D'abord, mangez DOUCEMENT en prenant le temps de bien mâcher. Ensuite, attendez 15 minutes avant de vous servir une autre portion.

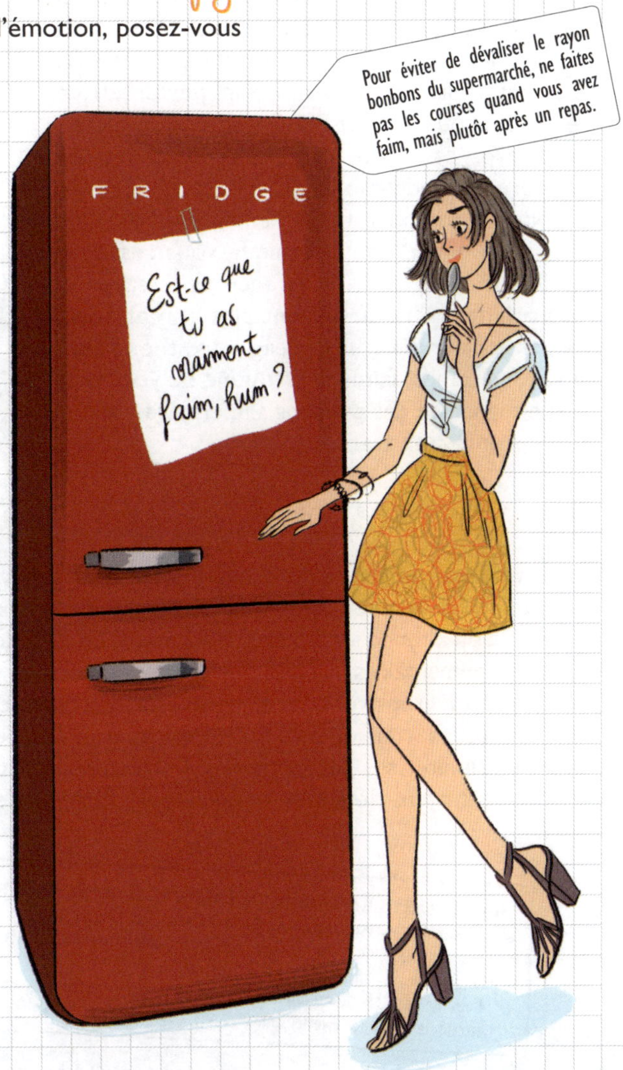
Pour éviter de dévaliser le rayon bonbons du supermarché, ne faites pas les courses quand vous avez faim, mais plutôt après un repas.
FRIDGE
Est-ce que tu as vraiment faim, hum ?

Adoptez de nouvelles habitudes

À l'aide de l'information consignée dans votre journal, adaptez les stratégies suivantes à votre situation :

- Prenez une pause pour vraiment comprendre vos émotions.
- Créez un plan alimentaire composé de repas et de collations réguliers, qui vous permettra d'être rassasiée et satisfaite. Préparez ces repas à l'avance, cela vous évitera la tentation de manger n'importe quoi et en quantité excessive.
- Ne conservez que des aliments sains et nutritifs chez vous.
- Assurez-vous de dormir suffisamment pour être en mesure de mieux gérer vos émotions et votre stress.

Contrôlez vos fringales grâce au yoga

De manière générale, les fringales sont une manifestation de la tension et du stress. Elles sont souvent le signe que vous manquez d'énergie pour réagir face à une situation perturbatrice. De plus, si vous donnez régulièrement du sucre à votre corps, ces envies s'intensifieront et peuvent dégénérer en addictions assez fortes, voire en troubles du comportement alimentaire.
Dans un premier temps, lorsque vous ressentez des fringales ou des envies sucrées, essayez de vous orienter vers un aliment plus sain et équilibré : chocolat noir, fruits, oléagineux, thé… Dans un second temps, faites une routine de yoga pour vous éloigner de ces pulsions alimentaires, afin de vous reconnecter avec vous-même.

Mon aliment doudou :

- ☐ Le chocolat
- ☐ Les bonbons
- ☐ La glace
- ☐ Les chips
- ☐ Les biscuits
- ☐ Autre : ....

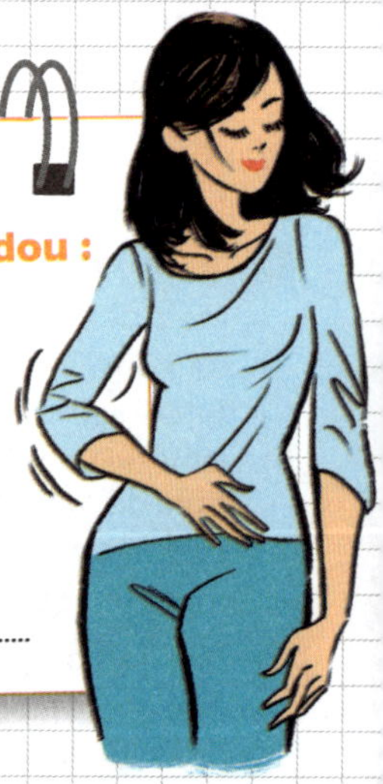

Stress et mauvaises habitudes alimentaires : satané cortisol !

Le cortisol est l'hormone du stress. Elle est libérée par la glande surrénale. Elle est essentielle à la survie, mais certaines personnes en produisent en excès. Lorsque cela arrive, on est anxieux, stressé, et on a tendance à prendre du poids. En effet, le cortisol agit sur notre organisme et sur nos choix alimentaires. Quand notre taux de cortisol est élevé, nous sommes stressées, donc nous nous orientons vers des aliments réconfortants, c'est-à-dire bien souvent gras et sucrés.
Le stress est inévitable, mais vous pouvez prendre des mesures pour gérer votre niveau de cortisol et limiter ses perturbations. Le yoga peut justement vous aider à réguler ce taux afin de vous sentir plus détendue et équilibrée. Faire de l'exercice est un bon moyen d'évacuer le

Mes conseils alimentaires élémentaires pour diminuer votre taux de cortisol

- Réduire les boissons contenant de la caféine : consommer trop de caféine provoque un pic de cortisol.
- Réduire ou supprimer les aliments industriels : une consommation élevée d'aliments industriels augmente la glycémie et entraîne un pic de cortisol.
- Boire de l'eau : la déshydratation peut augmenter les niveaux de cortisol. En effet, la déshydratation stresse le corps et, inversement, le stress peut entraîner la déshydratation.

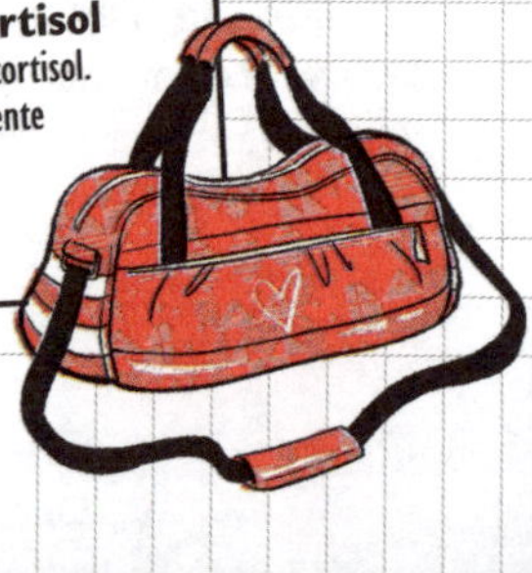

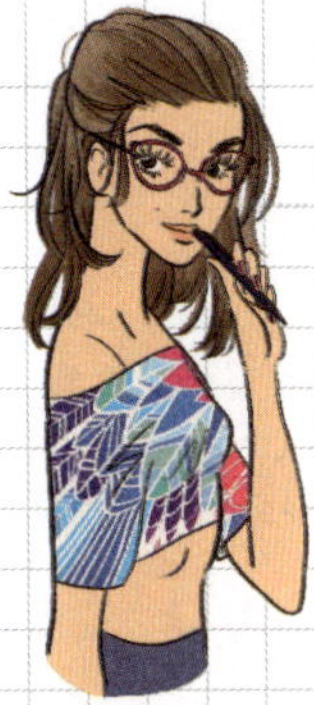

stress, mais tous les exercices ne sont pas bénéfiques pour diminuer le cortisol. Les exercices cardio ou la course, par exemple, augmentent votre rythme cardiaque, et donc augmentent, en fin de compte, votre taux de cortisol. Le yoga produit l'effet inverse : il ralentit le rythme cardiaque, et ainsi participe à réduire le taux de cortisol.

La pratique régulière du yoga vous rendra plus tranquille et paisible : pendant vos séances, vous allez évacuer les tensions musculaires, calmer l'agitation mentale et, sous l'effet du ralentissement de votre rythme cardiaque, stimuler le nerf vague, qui diminue la sécrétion du cortisol dans le sang.

Retrouver son intuition

Posez-vous les questions suivantes : suis-je en bonne santé ? Est-ce que je m'alimente sainement ? Est-ce que je pourrais mieux m'alimenter ? L'idée est de faire le ménage dans votre corps, comme vous feriez le ménage ou du rangement dans votre lieu de vie.

Il s'agit de faire le point sur vos habitudes, en commençant par identifier ce qui n'est pas bon pour vous, puis ce qui vous fait du bien. Encore une fois, tenir un journal peut vous être utile. Essayez de voir où vous pouvez vous améliorer, puis rectifiez et rééquilibrez votre alimentation. L'objectif est de prêter attention à vos sensations quand vous vous alimentez.

Certains aliments sont connus pour provoquer des troubles (gluten, produits laitiers…). Mais chacune est différente, et développe parfois une sensibilité aux aliments communs (viandes, fruits et légumes) Dans le tableau suivant, notez les sensations désagréables ressenties après manger (ballonnements, mauvaise digestion, fatigue…) et les aliments que vous avez ingérés.

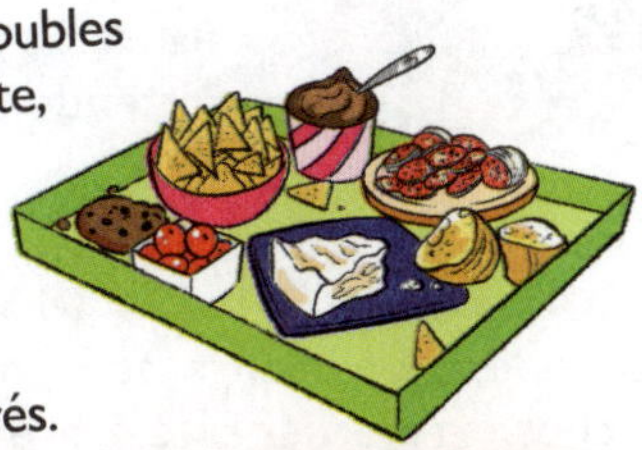

Désagréments ressentis	Aliments ingérés
....	....
....	....
....	....
....	....
....	....
....	....

Servez-vous de ce tableau pour identifier ce qui ne vous convient pas. Soyez patiente, cela peut prendre du temps !

Comment composer mon assiette ?

Les 3 commandements de la yoga food

1. Simple (facile à digérer), léger et équilibré tu mangeras. D'avoir une alimentation qui favorise le bon fonctionnement de ton système digestif (et donc du principe assimilation/élimination) tu t'assureras.
2. Le temps d'apprécier de manger tu prendras. Le plaisir est infiniment important !
3. Toi-même tu t'écouteras.

1er commandement : la simplicité et l'équilibre

Favorisez des aliments digestes afin que votre système digestif ne s'encrasse pas. Cela comprend les fruits et légumes et les aliments non cuits ou cuits à basse température. Ainsi, vous évitez l'accumulation de polluants et d'éléments toxiques dans votre corps.

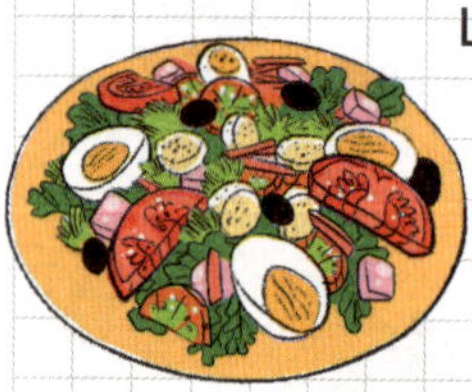

Favorisez les aliments alcalinisants. Ce sont principalement les légumes verts. La nourriture et le mode de vie modernes occidentaux sont très acides (le stress étant la plus grande source d'acidité, tout comme les produits industriels, la viande…), et votre corps a besoin d'un équilibre acido-basique pour fonctionner correctement. De plus, votre corps a tendance à s'acidifier naturellement avec l'âge, il vous faut donc redoubler d'attention.

2e commandement : le plaisir

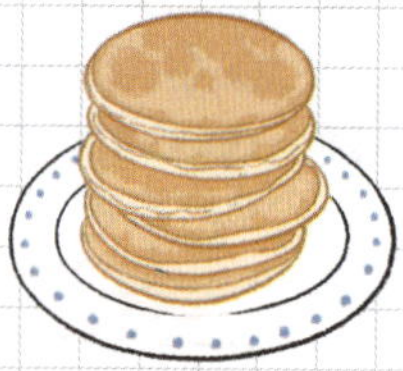

Au quotidien, on mange souvent par simple nécessité, et en faisant autre chose : regarder la télé, lire un magazine, naviguer sur son smartphone… Le problème, c'est que vous n'êtes pas attentive au fait que vous mangez ni à ce que vous mangez. Vous ne pouvez pas savourer. Préparez-vous des plats que vous aimez, et prenez du plaisir lorsque vous mangez ! Réalisez que vous mangez au moment où vous le faites, goûtez, appréciez. De plus, en prenant le temps de savourer, vous prenez celui de mâcher, ce qui est très bon pour la santé de votre système digestif.

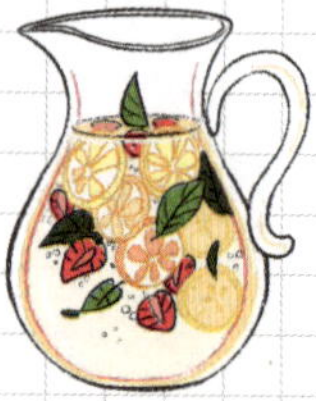

3e commandement : l'écoute

Soyez à l'écoute de l'évolution de vos besoins. Adaptez votre alimentation en fonction de vos besoins, de votre activité physique et de votre faim. La prochaine fois que vous avez faim, donnez à votre corps ce qu'il vous réclame, tout en satisfaisant vos papilles. Oui, c'est tout à fait possible !

Rien ne sert de courir…

Attention ! L'important est que vous gardiez ces principes en tête et que vous les appliquiez dès que possible, sans vous forcer ! Vos habitudes changeront peu à peu. Conservez un espace pour vos petits plaisirs. Vous nourrir ne doit pas être une punition, bien au contraire !
Moi aussi, j'adore les glaces, le chocolat, les pâtisseries. Et je ne les ai pas bannis de ma vie ! Il ne faut pas devenir trop rigide et tout s'interdire, au risque que l'alimentation devienne un lieu d'obsession du contrôle ou de laisser-aller complet. L'objectif est de trouver un ÉQUILIBRE ! De la même manière qu'on essaie de tenir des postures d'équilibre en yoga, on tente de trouver l'équilibre dans son alimentation.
Vous pouvez utiliser l'alimentation pour renforcer votre santé, pour vous donner une énergie durable et positive, pour prévenir, et même pour traiter certaines maladies, tout en y prenant plaisir ! Vous serez certainement ravie de faire quelques petits écarts de temps à autre, tout comme moi !

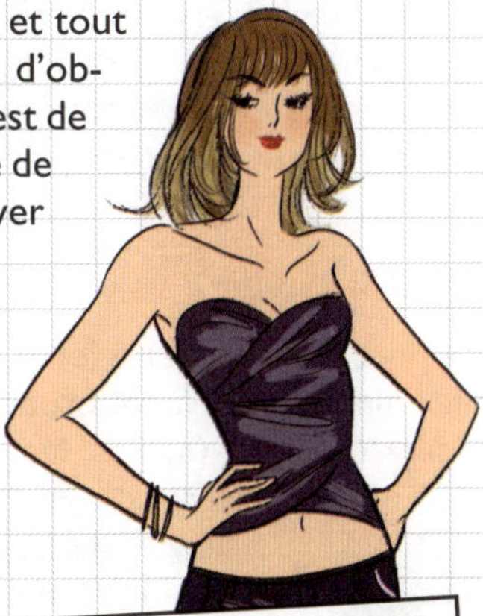

Faites preuve de souplesse !
Dans son assiette comme au yoga, il faut faire preuve de souplesse !
Manger est l'un des grands plaisirs de la vie, souvent négligé par manque de temps, à cause du stress, des contraintes personnelles ou professionnelles, et des régimes.
En respectant les 3 commandements de la yoga food, il est possible de retrouver une alimentation harmonieuse qui allie les saveurs, les nutriments et le plaisir. Adoptez une alimentation saine, naturelle, équilibrée et goûteuse, tout en vous détachant de l'obsession du poids. Les régimes sont une forme de rigidité intellectuelle qui ne tolère aucun écart et conduit à des sentiments négatifs de culpabilité et de frustration. Lâchez prise, et c'est sans y penser que vous atteindrez votre poids de forme !

Les bases de la yoga food

- ✔ On intègre des céréales complètes (riz, sarrasin, épeautre, quinoa, boulgour) pour leurs fibres et leurs nutriments, ainsi que des légumineuses (fèves, haricots, pois, lentilles) pour les protéines.
- ✔ On privilégie les légumes frais et de saison pour les vitamines, les aliments non transformés et bio (on fuit les aliments dits « industriels »).
- ✔ On parsème son assiette de graines et de noix pour les nutriments, mais aussi d'épices pour les saveurs.
- ✔ On évite les excitants (soda, café, alcool) au profit du thé vert ou des infusions.
- ✔ On réduit les produits glacés (glaces, desserts) qui demandent beaucoup d'énergie à la digestion.

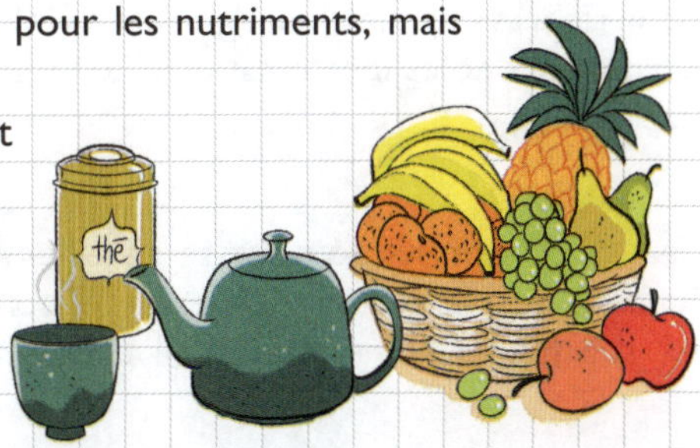

Steak or not steak ?

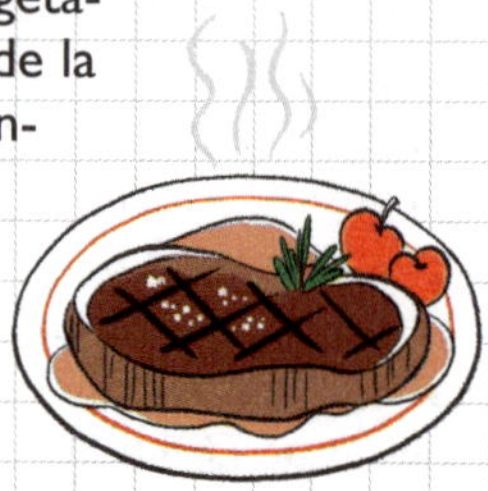

Le yoga prône le végétarisme, mais rien ne vous oblige à devenir végétarienne. À force de pratiquer, il est possible que vous vous imprégniez de la philosophie du yoga et que vous ayez naturellement moins envie de manger de la viande. Devenir végétarien peut être un « effet secondaire » du yoga, mais ce n'est en aucun cas une obligation. Vous pouvez aussi devenir « flexitarienne », c'est-à-dire diminuer votre consommation de viande sans la supprimer totalement de votre alimentation. Quoi qu'il en soit, si vous le pouvez, privilégiez une viande de qualité !

Attention au sucre !

Le sucre peut entraîner une forte addiction. Plus vous en consommez, plus vous avez envie d'en consommer, et un arrêt brutal peut même provoquer des crises de manque ! L'industrie met du sucre partout (malins, les industriels) : en plus de vous rendre accro, le sucre vous fait grossir. En bref : sucre = augmentation de la glycémie = pic d'insuline = stockage du sucre sous forme de graisse = baisse de la glycémie = vous avez de nouveau faim. C'est un cercle vicieux… dont vous pouvez sortir en privilégiant des collations saines pour combler vos petits creux.

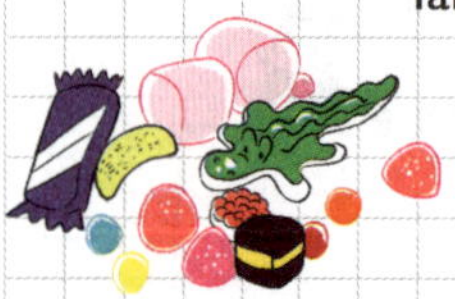

Mes petites recettes strala

Petit déj' de championne : matcha latte + chia pudding

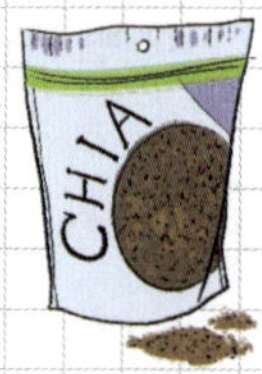

Les graines de chia contiennent beaucoup de vitamines, de minéraux, d'antioxydants et de protéines. Elles ont un effet rassasiant : elles absorbent plus de 7 fois leur poids en liquide, formant ainsi un gel volumineux. Elles réduisent les fringales et entraînent une diminution de votre absorption de calories. Vous pourrez tenir toute la matinée grâce à elles. Source végétale la plus riche en oméga-3, qui protègent des inflammations comme l'arthrite et des maladies cardiaques, ces graines vous aident à garder une peau lisse par leur action positive sur les hormones, grâce à leur richesse en zinc, qui agit sur le vieillissement (meilleure élasticité de la peau…), l'acné, les rougeurs et les inflammations. Le magnésium qu'elles contiennent régule le taux de sucre dans le sang.

Le matcha

C'est la boisson idéale pour se réveiller du bon pied. Le matcha booste naturellement l'énergie : il combat la fatigue grâce aux substances stimulantes qu'il contient, il aide aussi à la

Vous pouvez trouver ces différents produits dans un magasin bio, au rayon bio de votre supermarché ou sur Internet.

concentration, à la productivité et réduit le stress. Riche en antioxydants (sous la forme de polyphénols, catéchine et bioflavonoïdes), il permet de rester en bonne santé en améliorant les défenses de votre système immunitaire. Par ailleurs, il détoxifie le corps et brûle des calories grâce à ses propriétés thermogéniques. Le thé des yogista !

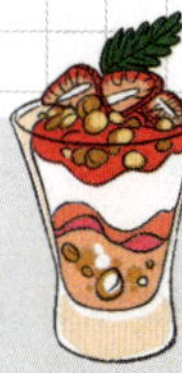

Le chia pudding

Ingrédients (pour 1 personne)
- 3 c. à s. de graines de chia
- 25 à 30 cl de lait d'amande
- Optionnel : cannelle en poudre, 1 c. à c. de miel ou de sirop d'érable
- Les fruits de votre choix : myrtilles, framboises, banane, fraises…

Préparation

La veille au soir, mélangez le lait d'amande avec les graines de chia (optionnel : vous pouvez ajouter 1 pincée de cannelle).
Remuez toutes les 5 min pendant 15 min pour éviter que les graines forment un gros tas au fond du bol.
Versez le tout dans un bocal à confiture, fermez et réfrigérez.
Le lendemain, ajoutez les fruits, le miel si vous le souhaitez et savourez.

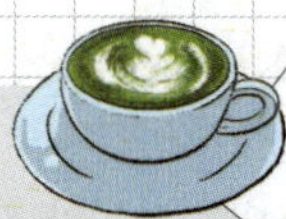

Si vous avez envie de framboises en plein hiver, allez faire un tour au rayon surgelé…

Le matcha latte

Ingrédients (pour 1 personne)
- 1 c. à c. de matcha
- 20 cl de lait d'amande

Préparation

Dans un émulsionneur chauffant, mélangez le matcha avec le lait d'amande.
Si vous n'avez pas d'émulsionneur, faites chauffer le lait d'amande, puis mélangez-le au matcha pendant au moins 1 à 2 min afin de bien le diluer.

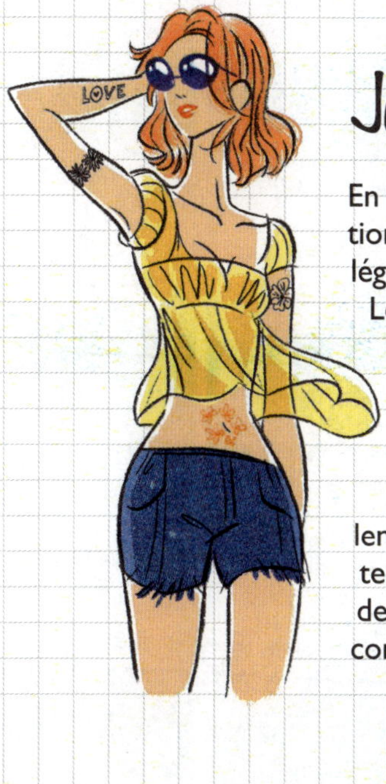

Je fais une détox avec les green smoothies

En quelques années, le smoothie est devenu un symbole de l'alimentation saine et tendance. Cette boisson est un concentré de fruits et de légumes mixés, aux vertus étonnantes.

Le smoothie est un bon moyen de consommer des fruits et des légumes frais, indispensables à une alimentation saine. Les green smoothies sont composés d'une association équilibrée de fruits (environ 60 %) et de légumes verts (environ 40 %) crus. Grâce à eux, vous consommez des légumes verts sans vous en rendre compte, et vous détoxiquez votre corps. Ils constituent une excellence source de vitamines, sont des coupe-faim naturels et des boosters d'énergie. Ils peuvent être consommés à n'importe quel moment de la journée. Le matin, ils peuvent vous permettre de réduire votre consommation de café.

Green smoothie énergisant

La banane et la mangue de ce smoothie sont deux fruits très nutritifs et énergisants. Elles constituent une excellente source de fibres, qui facilitent votre digestion et votre transit intestinal (c'est important pour garder la ligne). Elles sont aussi très riches en antioxydants, qui font la chasse aux radicaux libres et évitent la dégénérescence des cellules.

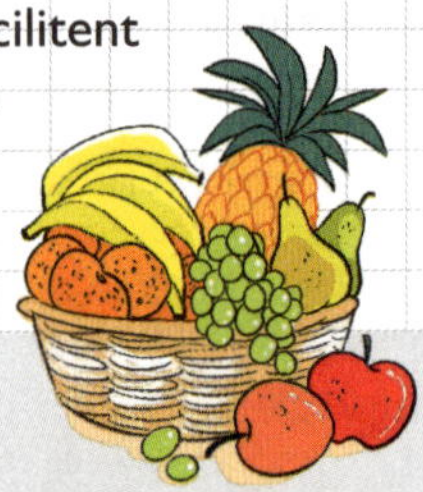

Green smoothie énergisant

Ingrédients (pour 1 grand verre)

- 1 banane bien mûre
- 1 mangue bien mûre
- 2 grosses poignées d'épinards
- 33 cl d'eau minérale

Préparation

Pelez et coupez la banane et la mangue en morceaux.
Versez tous les fruits dans un blender et ajoutez les épinards lavés.
Ajoutez l'eau minérale et mixez.
Versez dans un verre.
Dégustez aussitôt vos smoothies, pour ne pas perdre les vitamines.

Green smoothie détox

Cette recette fait la part belle aux épinards et à la pomme.

Les épinards sont riches en vitamines A, C, B (acide folique) et E, en magnésium et en manganèse. Bénéfiques pour la peau, les os et le système digestif, ils sont aussi un excellent coupe-faim naturel.

La pomme est un parfait détoxiquant. Avec le concombre, le smoothie devient très peu calorique, drainant et désaltérant. Gorgé d'eau, il favorise la satiété. Le jus de citron est un super partenaire détox : il agit comme un « détergent » pour brûler les graisses et éliminer les toxines.

Green smoothie détox

Ingrédients (pour 1 grand verre)

- 1 petit concombre
- 1 pomme verte (type granny)
- Le jus d'1 citron vert
- 2 grosses poignées d'épinards
- 10 cl d'eau minérale

Préparation

Lavez le concombre, la pomme et les épinards.
Épluchez le concombre et la pomme, coupez-les en morceaux.
Versez tous les ingrédients dans le blender, avec le jus de citron vert et l'eau minérale.
Mixez le tout jusqu'à l'obtention d'un mélange homogène et onctueux.

Green smoothie à la spiruline

La spiruline est une micro-algue. Il en existe 1 600 espèces, dont 36 sont comestibles et vendues comme compléments alimentaires. Elle pousse naturellement dans les lacs proches de l'Équateur, en Inde, au Tchad et au Mexique, où elle est intégrée à l'alimentation des populations. Sa consommation est ancienne, puisque les Incas en mangeaient déjà.

Les 6 bienfaits de la spiruline

La spiruline est une source de :

- ✔ fer hautement assimilable (lutte contre la fatigue),
- ✔ beaucoup de vitamines, notamment A et B12,
- ✔ protéines,
- ✔ oméga-6,
- ✔ chlorophylle (booste la fabrication des globules rouges et purifie le sang) et de phycocyanine (détoxique le corps et stimule le système immunitaire),
- ✔ zinc, sélénium, manganèse, cuivre, chrome et minéraux.

Green smoothie à la spiruline

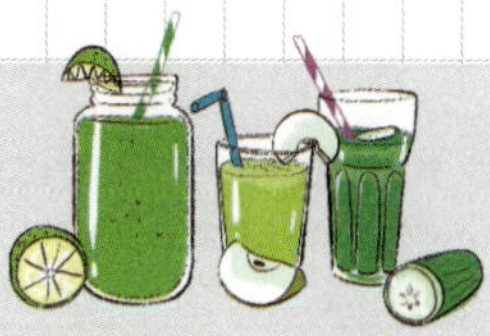

Ingrédients (pour 2 personnes)

- 1 tasse de thé vert froid
- 1 banane mûre
- 1 poire mûre et juteuse
- 1 poignée d'épinards
- Le jus d'1 citron
- 1 c. à s. de spiruline

Préparation

Faites infuser le thé, laissez-le refroidir.
Épluchez la banane et la poire, coupez-les en morceaux et mettez-les dans le blender.
Ajoutez le thé, le jus de citron et la spiruline. Mixez.

Le yoga, c'est aussi bon pour la digestion

Si vous avez des problèmes de digestion, des maux de ventre, ces postures de yoga peuvent vous apaiser. Cette séquence est conçue pour calmer votre organisme depuis l'intérieur ; les postures vont agir sur les organes digestifs en douceur et sans douleur pour vous soulager.

> Maintenez chaque posture pendant 10 profondes inspirations et expirations.

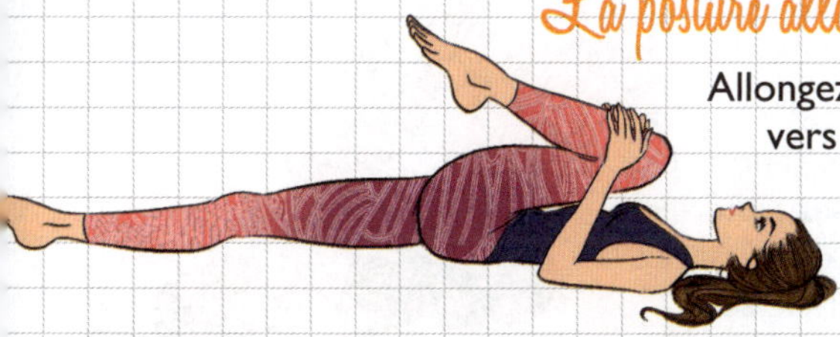

La posture allongée, un genou à la poitrine

Allongez-vous sur le dos, amenez le genou droit vers la poitrine et maintenez-le avec les mains. À chaque expiration, rapprochez le genou un peu plus de l'épaule droite.

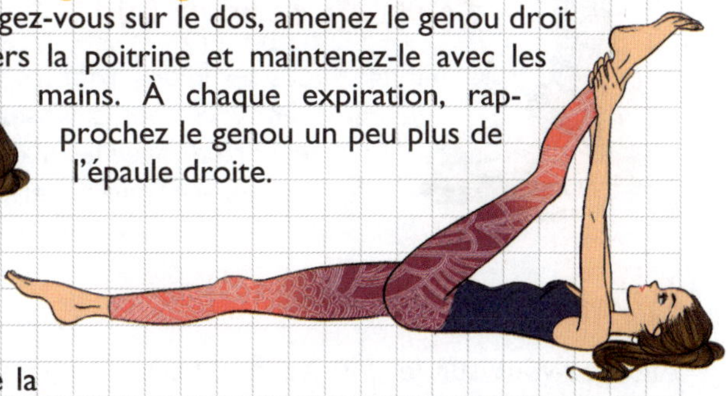

La posture allongée, jambe étirée

Tendez la jambe droite vers le haut, saisissez l'arrière du mollet, du genou ou de la cuisse, l'essentiel étant d'être à l'aise. Tirez la jambe vers vous sans forcer, progressivement, en essayant de libérer les tensions sur les expirations et de laisser votre jambe se rapprocher naturellement sous l'effet de la respiration.

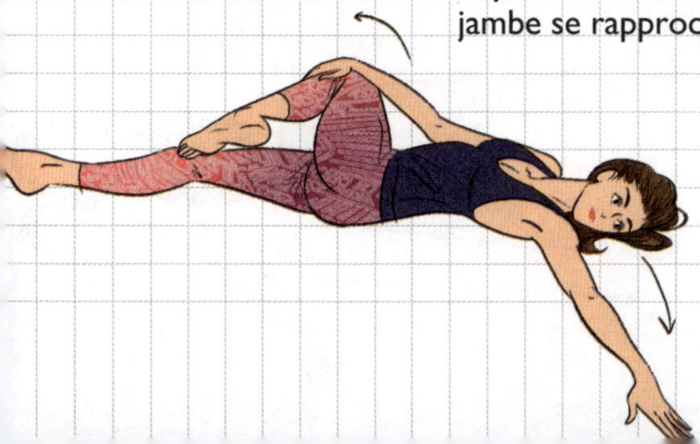

La torsion allongée, un genou plié

Amenez le genou droit à gauche de votre corps, ouvrez les bras sur les côtés et regardez vers la droite.

Recommencez les trois premières postures sur l'autre jambe avant de passer à la suite.

La charrue

Allongez-vous sur le dos, les bras le long du corps. Poussez sur les bras, arrondissez le dos, et amenez les pieds de l'autre côté de la tête.

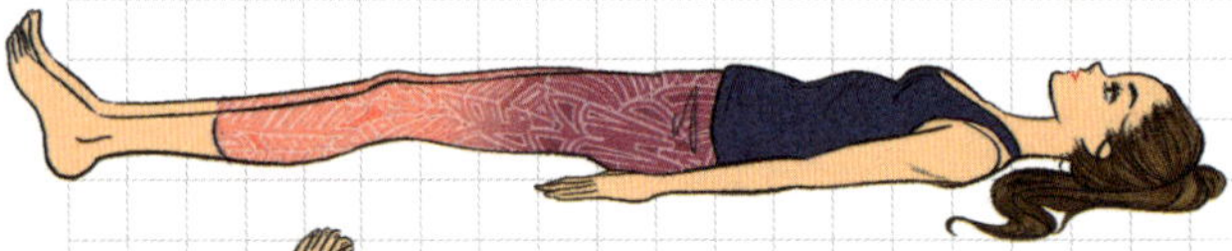

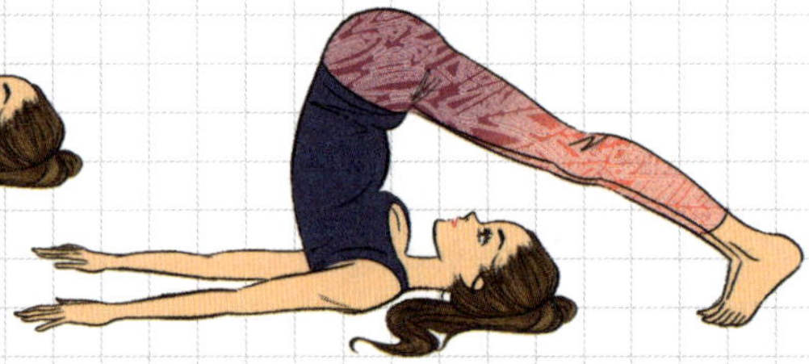

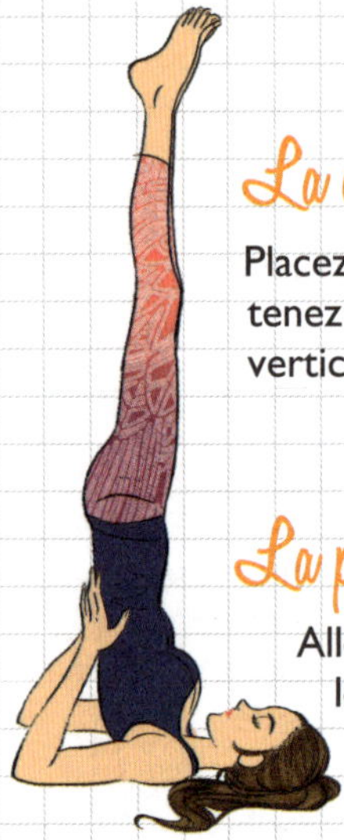

La chandelle

Placez les paumes de mains à plat sur le dos, rapprochez les coudes et maintenez votre bassin et le bas du dos avec vos mains, soulevez les jambes à la verticale. Veillez à ne pas bouger la tête dans la posture.

La posture du happy baby

Allongez-vous sur le dos, pliez les genoux et, en les ramenant vers vous, saisissez l'intérieur des deux pieds avec les mains. Essayez de ramener les genoux vers le sol.

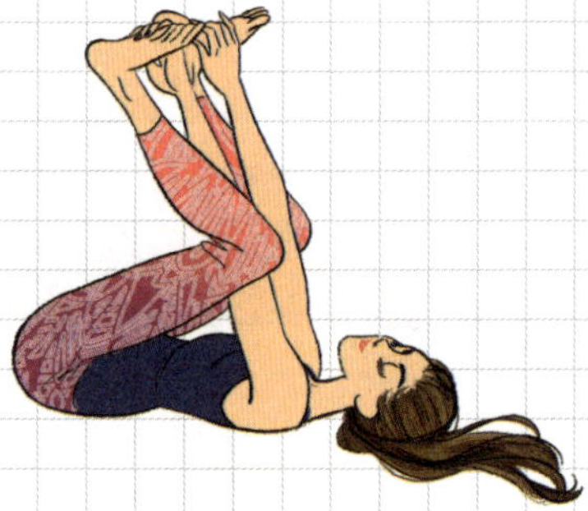

Savasana

Allongez-vous sur le dos, écartez légèrement les jambes, les pieds ouverts vers l'extérieur. Détendez les bras le long du corps, les paumes de mains ouvertes vers le ciel. Détendez tout votre corps en prenant de profondes et longues respirations. Sentez le poids de votre corps sur le sol. Vous pouvez rester dans cette posture pendant plusieurs minutes. Pour sortir de la posture, amenez doucement les genoux sur le ventre et roulez tranquillement en position assise.

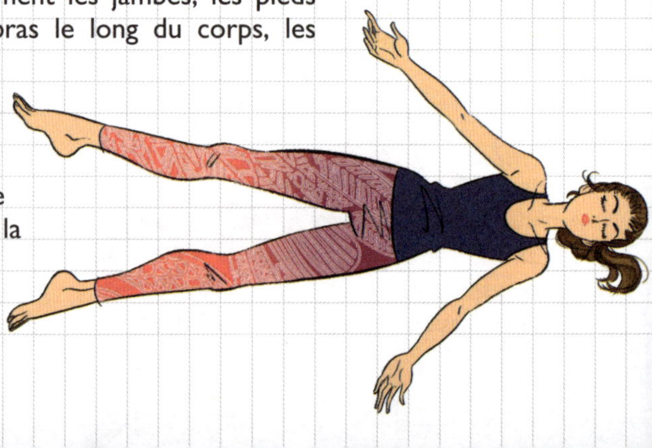

Chapitre 5

Sculpt my life : je me détends !

Le yoga va transformer votre corps, mais il peut aussi transformer votre mental et changer concrètement votre vie. Le yoga, c'est presque un médicament, sans effet secondaire qui plus est ! Sa pratique induit une diminution du stress, permet une meilleure concentration, procure un sommeil de qualité, diminue le risque de dépression et peut soigner l'anxiété.

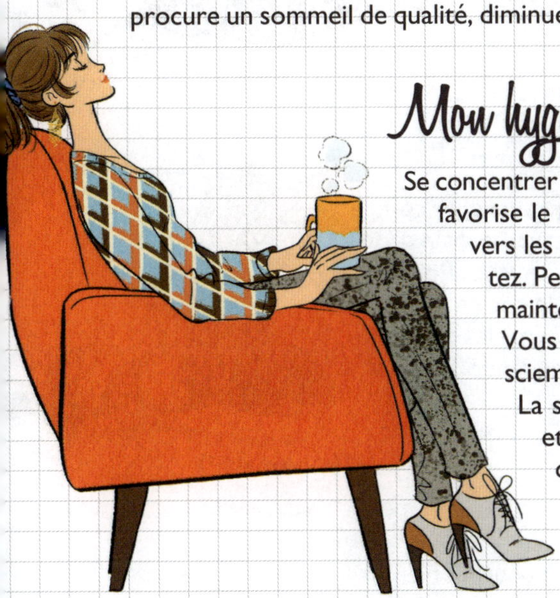

Mon hygiène de vie relax

Se concentrer sur les mouvements du corps et sur ses sensations favorise le retour au moment présent. Vous apprenez, à travers les postures, à vous focaliser sur ce que vous ressentez. Peu à peu, votre esprit s'habitue à revenir dans l'ici et maintenant, et à se polariser sur une seule chose à la fois. Vous apprenez à canaliser votre énergie pour la diriger sciemment, et totalement, vers une tâche précise.

La séquence qui suit est conçue pour calmer l'esprit et libérer le corps de ses tensions. C'est important, car l'esprit a une véritable emprise sur le fonctionnement du corps. En yoga, on apprend à contrôler et à détendre son mental pour détendre son corps.

La méditation assise

Asseyez-vous, le dos bien étiré, dans la position la plus confortable pour vous. Relâchez les épaules : elles doivent s'éloigner des oreilles. Posez les mains sur les cuisses et fermez les yeux. Amenez votre attention sur votre souffle. Observez vos inspirations et expirations aller et venir. Détendez votre mental pendant l'instant qui les sépare. Allongez et approfondissez peu à peu votre respiration, jusqu'à ce qu'elle prenne un rythme lent et souple. Si une pensée surgit, observez-la comme un nuage qui passe. Restez ainsi pendant 2 à 3 minutes.

La flexion avant assise, une jambe tendue

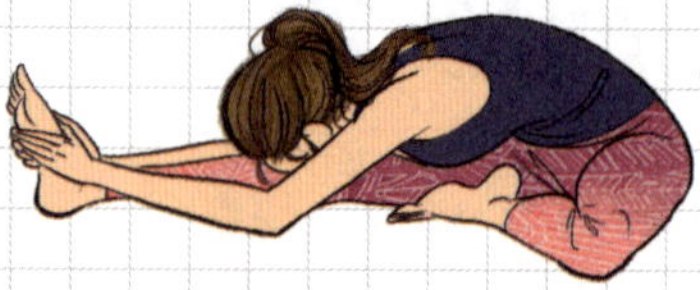

Asseyez-vous le dos droit, la jambe tendue devant vous, pied flexe, la jambe gauche pliée contre l'intérieur de la cuisse droite, genou relâché sur la gauche.
Sur une inspiration, tendez les bras vers le haut. Sur l'expiration, amenez le torse au-dessus de la jambe droite. Faites 10 longues respirations dans cette flexion, puis changez de jambe.

La torsion allongée, jambe en angle

Allongez-vous en douceur sur le dos. Pliez le genou droit et posez-le contre la poitrine. Faites passer la jambe droite sur la gauche et relâchez les bras sur les côtés. Faites 10 longues respirations dans la posture. Recommencez de l'autre côté, puis revenez au centre.

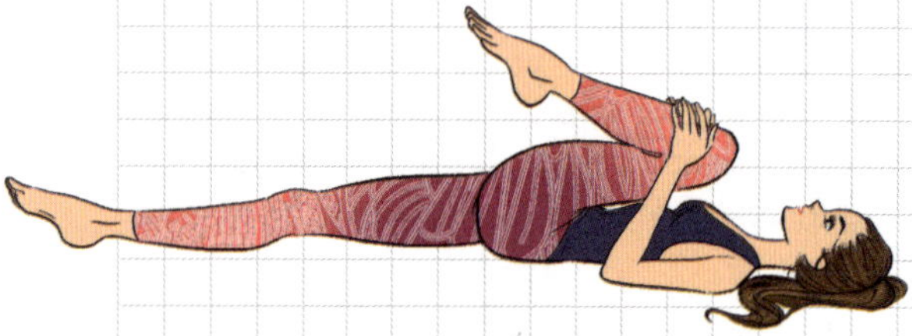

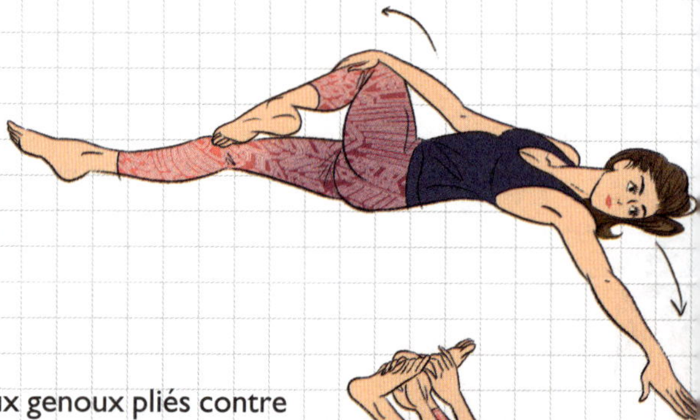

La posture du happy baby

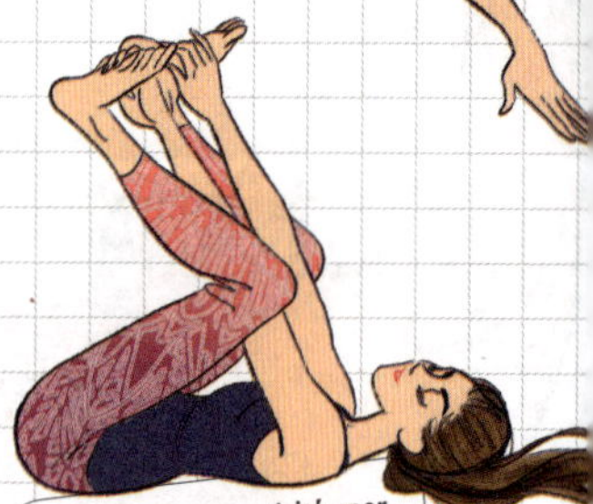

À partir de la position allongée, amenez les deux genoux pliés contre la poitrine. Attrapez le bord externe du pied droit avec la main droite et le bord externe du pied gauche avec la main gauche. Pointez les talons vers le plafond et amenez les genoux vers le bas en tirant sur les pieds. Balancez-vous d'un côté à l'autre pour libérer les tensions dans le bassin et le dos. Restez dans la posture pendant 5 longues respirations, puis allongez-vous à nouveau.

Pratiquez une activité sportive au moins 3 fois par semaine.

5 conseils pour décompresser

Décompresser ? Facile à dire… Facile à faire ? Ça se pourrait bien !

Je me dépense !

Plusieurs études ont démontré que l'activité physique régulière limitait les effets du stress. De plus, s'investir dans une activité qui nous plaît agit sur notre humeur de manière positive. Bougez, transpirez, évacuez ! Dites au revoir aux ondes négatives, et faites de la place au positif. Transpirer permet de détoxiquer le corps d'un point de vue physique et physiologique, mais aussi au niveau psychique : les pensées toxiques qui polluent votre esprit partent avec la transpiration ! Et, grâce à l'endorphine, l'hormone du bonheur sécrétée pendant l'effort, vous vous sentez BIEN.

Je me repose

Nous avons tendance à vivre à cent à l'heure. Les jours, les semaines et les mois passent à toute vitesse, la fatigue s'accumule. Essayez de stopper cette mécanique infernale en prenant régulièrement des vacances ou des jours de congé. Préservez vos week-ends : ils doivent rester synonymes de détente et de repos. *Idem* pour vos soirées : ne travaillez pas tout le temps ! Plus vous en ferez, plus on vous en demandera. Il est important d'avoir des moments dédiés aux loisirs, aux amis, au sommeil… Vous récupérez, vous vous ressourcez.

LESS BUT MORE
Mieux vaut prendre des vacances régulièrement et fractionner ses semaines de congé plutôt que de prendre plusieurs semaines d'affilée : il s'agit de se reposer moins longtemps mais plus souvent.

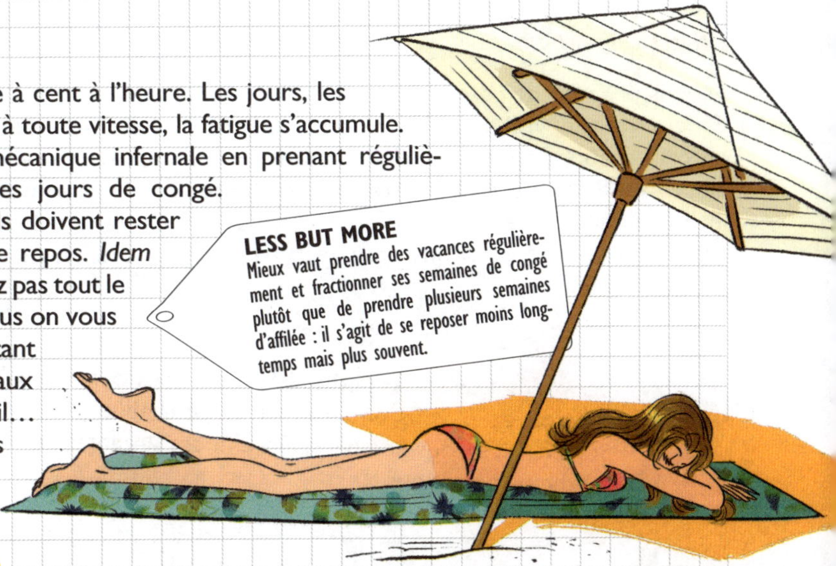

J'améliore mon quotidien

Toutes, nous subissons des situations stressantes contre lesquelles il est difficile de lutter, au travail, dans les transports, dans le cercle familial… En prenant de la distance et le temps de réfléchir, il est parfois possible de trouver des solutions pour améliorer ces situations. Bien souvent, cela passe par la communication. Par exemple, il est possible de discuter avec votre manager afin d'améliorer vos conditions de travail : réévaluer votre charge de travail, négocier un « home working » une fois par semaine si le transport vous pèse énormément… L'idée est de trouver des « mini-solutions » qui peuvent changer considérablement votre quotidien.

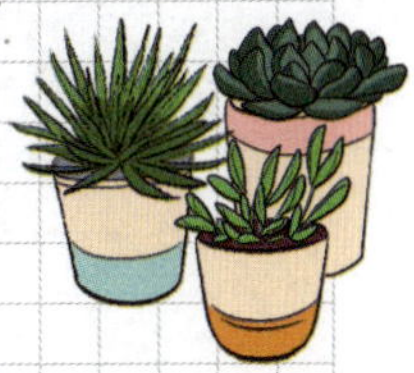

Je neutralise les pensées négatives

Pour court-circuiter les émotions négatives quand vous les sentez monter, il faut vous efforcer de prendre de la distance avec les situations qui les génèrent. Lorsque vous vous sentez submergée par une émotion négative, essayez de vous en libérer en l'analysant (ses causes, ses effets) pour la neutraliser, et vous remettre sur les rails de la sérénité.

Un petit exercice de respiration ZEN

Asseyez-vous dans une position confortable. Amenez votre attention sur votre souffle. Observez vos inspirations et vos expirations aller et venir. Essayez de détendre votre mental pendant le temps qui sépare vos inspirations et vos expirations. Respirez amplement par le ventre en comptant 4 secondes à l'inspiration et 6 secondes à l'expiration. Si vous le pouvez, allongez encore votre respiration. Respirez ainsi pendant 5 minutes.

Je me fais plaisir

Je vous propose de passer un deal avec vous-même : vous accorder UN PLAISIR PAR JOUR. Et le savourer, vraiment. Votre plaisir quotidien peut être une activité, un bon petit plat, un bain chaud, un moment SPA détente, un moment passé avec quelqu'un que vous appréciez… Il s'agit de prendre le temps de profiter de l'instant présent pour amplifier le plaisir et démultiplier les effets positifs sur votre esprit. Certains cultivent des légumes : vous, vous faites pousser des émotions positives (mais vous pouvez aussi faire un potager, ce n'est pas incompatible…).

Écrivez ci-dessous les petits plaisirs qui vous viennent à l'esprit. Si vous en trouvez 7, vous en aurez un pour chaque jour de la semaine ! Si l'exercice vous semble difficile, il est urgent que vous preniez du temps pour vous !

1 ……………………………………………………………………………

2 ……………………………………………………………………………

3 ……………………………………………………………………………

4 ……………………………………………………………………………

5 ……………………………………………………………………………

6 ……………………………………………………………………………

7 ……………………………………………………………………………

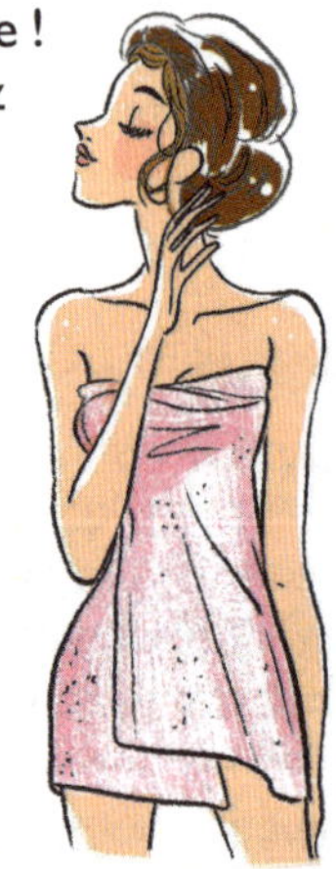

J'adopte la slow life

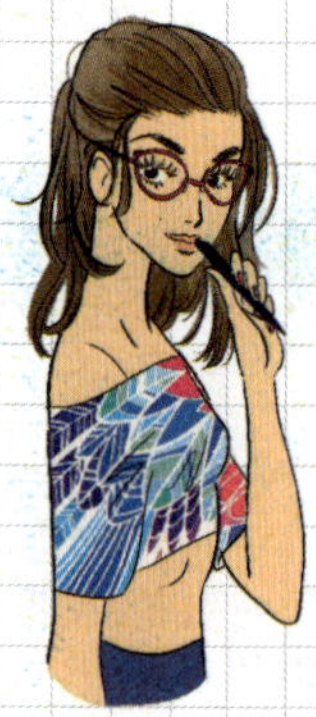

La slow life, c'est vivre plus en vivant plus lentement. La slow life s'oppose au fast living. L'idée est de reprendre le contrôle de son emploi du temps et de vivre à un rythme plus lent, pour avoir une meilleure qualité de vie, une vie plus intense. On refuse les journées frénétiques, stressantes et épuisantes, sans pour autant basculer dans la procrastination et la fainéantise. Travailler moins, consommer moins, mais mieux ! La slow life est un véritable art de vie, c'est une révolution douce, c'est un besoin de ralentir et de lâcher prise. Vous choisissez de prendre votre temps, et de privilégier la qualité plutôt que la quantité.

Comment je fais ?

- ✔ Je me pose et je réfléchis.
- ✔ Je redéfinis mes priorités.
- ✔ Je m'organise pour mettre en place un nouveau rythme.
- ✔ Je prends le temps de vivre pleinement, je fais une seule chose à la fois.
- ✔ Je reviens à des valeurs simples, je débranche : je quitte le virtuel pour le réel, afin de recréer du lien humain, de m'ancrer dans l'espace et le temps.

Il faut en moyenne 1 mois pour ralentir sensiblement son rythme.

Je définis mes priorités

Réfléchissez à ce qui est important pour vous, et écrivez-le ci-dessous. Engagez-vous à ne plus le perdre de vue : la vie, c'est maintenant, pas dans 10 ou 20 ans !

....

....

....

....

....

Concrètement...

Côté transport : quand c'est possible, déplacez-vous à pied ou à vélo.

Côté vie personnelle et familiale : éteignez votre ordi et votre smartphone professionnel les jours de congé, évitez de vous surcharger d'activités.

Côté alimentation : privilégiez les marchés locaux, les fruits et légumes de saison, et les produits maison.

Côté travail : consacrez-vous à un seul dossier à la fois, faites une pause dès que vos idées ne sont plus très claires ou avant d'accomplir une nouvelle tâche. Accordez-vous des moments de réflexion, propices à la création.

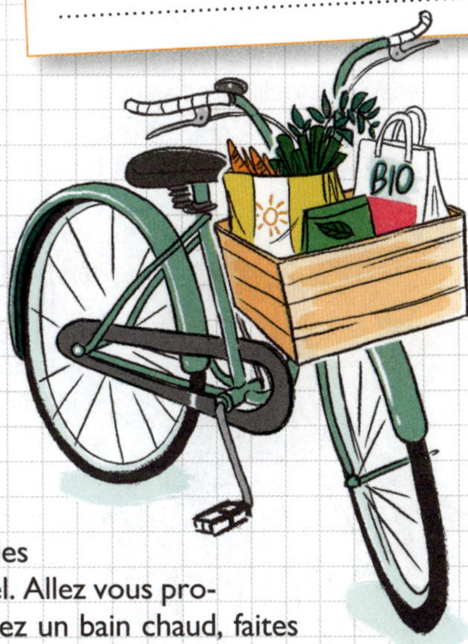

Côté IRL : essayez progressivement de bouder les réseaux sociaux, pour suspendre le temps et fuir le virtuel. Allez vous promener, écrivez, écoutez de la musique, bouquinez, prenez un bain chaud, faites du yoga ! Cocoonez-vous.

Qu'est-ce que j'y gagne ?

Vous allez gagner en productivité, et surtout en bien-être, vous reconnecter à vous-même et vous recentrer. Vous allez apprendre à faire le tri dans votre vie pour vous occuper de l'essentiel. Il ne s'agit pas de vivre moins, mais de vivre mieux.

À long terme, votre qualité de vie s'en trouvera améliorée, ainsi que votre humeur, vos relations avec l'extérieur et avec vous-même. En prenant la décision de ralentir, vous vous protégez du burn-out ou de l'anxiété chronique. Ringarde, la working girl accrochée à son téléphone. La lenteur, c'est tendance !

Je positive !

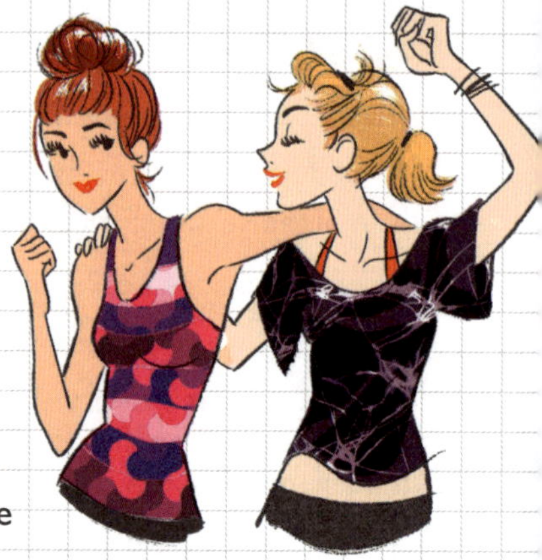

Positiver, c'est tout un entraînement. Il s'agit de muscler votre cerveau. En route vers le positivisme !
Si votre esprit est pollué par des pensées négatives, apprenez à les identifier et à les remplacer par leur versant positif. Il est toujours possible de tirer quelque chose de positif d'une mauvaise expérience ou d'un échec : dès lors, la mauvaise expérience se mue en leçon de vie.
L'idée est de changer de perspective (le verre à moitié vide est en fait à moitié plein…) et de conditionner son esprit pour voir les choses différemment, sous un autre angle (comme quand une posture de yoga vous met la tête à l'envers).
Apprenez à laisser filer les pensées désagréables. Pour ce faire, bannissez les mots négatifs de votre vocabulaire. Surveillez-vous : *exit* les pensées telles que « Je suis maudite, ça n'arrive qu'à moi. » Vous pouvez vous parler à vous-même : « Tout va bien se passer, j'ai confiance en moi », « Cet événement/cette personne ne m'atteindra pas, je suis forte. » Ces pensées positives et valorisantes sont déclinables à l'infini : soyez positivement créative !
Enfin, D-É-D-R-A-M-A-T-I-S-E-Z. Relativisez les situations pour vous convaincre que tout va bien, et que tout ira toujours bien. La clé du positivisme, c'est de croire en vous-même.

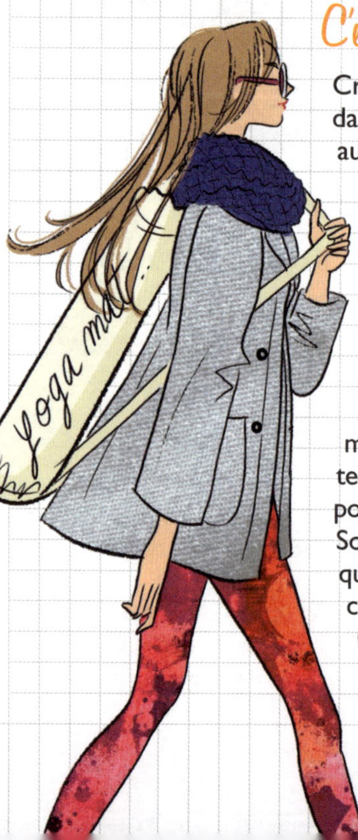

C'est parti !

Croire en son potentiel, c'est réaliser que votre vie n'est figée ni dans le temps ni dans l'espace. Tout peut encore changer, du jour au lendemain. Une idée ou une rencontre peuvent révolutionner votre vie. Faites confiance à votre instinct, à vous-même et au hasard. Croyez-moi, je sais de quoi je parle… J'ai suivi un cursus de droit des affaires, je suis devenue responsable juridique dans le secteur de l'énergie, pour finalement me reconvertir et devenir professeur de yoga !
Le mode pilotage automatique et la routine ne sont finalement qu'un voile, une limitation psychologique à laquelle on s'accroche par peur de faire des choix radicaux. Mais, à tout moment, vous êtes libre de reprendre le contrôle sur votre existence. Refusez de subir des situations et une vie que vous ne supportez pas, ou plus.
Souvent, on se prend à rêver d'une autre vie, à se demander de quoi notre quotidien serait fait si on avait emprunté un autre chemin… Il n'est jamais trop tard pour changer de direction ! Où que vous soyez, qui que vous soyez, quoi que vous ayez : commencez là où vous êtes, avec qui vous êtes, avec ce que vous avez, et faites ce que vous pouvez !

Je me pardonne

Positiver, c'est aussi se pardonner ses propres erreurs, apprendre de ses échecs, ne pas baisser les bras et ne pas se laisser tomber soi-même. Cet état d'esprit positif pose les fondations de votre épanouissement personnel, celui qui vous permettra de ne plus rêver votre vie, mais de vivre vos rêves. N'oubliez jamais que VOUS êtes la seule personne au monde capable de définir votre propre bonheur.

Je me remercie

Enfin, fêtez vos réussites, même insignifiantes ! Sachez apprécier ce que vous avez et ce que vous parvenez à obtenir. Soyez contente de vous. Soyez fière. Vous le valez bien.

Ma routine feel good

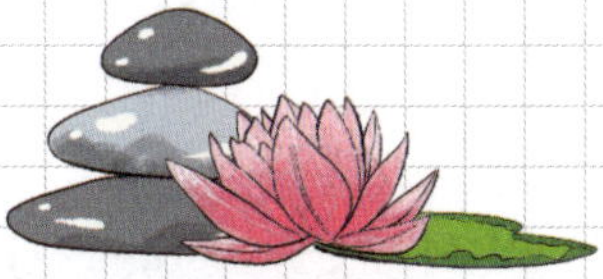

Quelques conseils « better life »

Je planifie des activités, des vacances, des week-ends : le fait d'organiser permet de se projeter et de visualiser quelque chose d'agréable.

J'instaure des rituels : je planifie des activités agréables dans ma semaine (sport, yoga, massage, restaurants entre copines, cinéma...).

Je prépare une playlist : la musique a un impact bénéfique sur l'organisme, dont la sécrétion de dopamine, la réduction de la pression artérielle et le ralentissement de la respiration.

Je prends l'air : si j'ai des pensées négatives, je vais faire une promenade. Les mouvements cadencés des yeux pendant une balade, alliés à l'oxygénation de l'organisme, libèrent l'esprit et le détendent.

5 choses à faire pour me sentir bien

Le matin

• S'étirer, respirer

Le matin, le corps et l'esprit s'éveillent en douceur et réapprennent peu à peu les gestes essentiels. Pour éviter les faux mouvements et laisser à votre corps le temps de s'assouplir, pratiquez quelques étirements au saut du lit. Pensez à respirer profondément.

• Se réveiller avec de la lumière

Tout en exécutant les étirements, approchez-vous progressivement d'une source de luminosité jusqu'à la pleine lumière.

Le sommeil est régulé par la sécrétion d'hormones dans le sang. Cette sécrétion est dépendante de l'alternance lumière/obscurité. La lumière est un signal pour le corps : c'est l'heure de se réveiller.

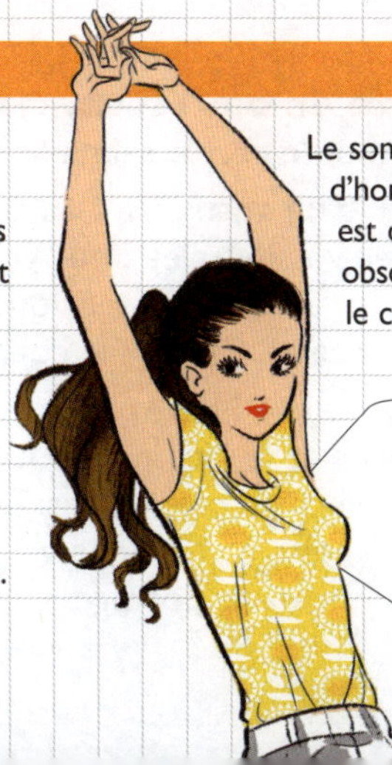

Si vous le pouvez, dormez les volets ouverts : le lever du soleil vous tirera doucement du sommeil (en été, au moins). Sinon, achetez un réveil qui s'allume progressivement.

• Se réhydrater
Après une nuit de sommeil, il est important de réhydrater l'organisme. Pensez à boire car, durant le sommeil, on a tendance à transpirer. Buvez le jus d'un demi-citron pressé dans de l'eau tiède (en plus, cela favorise le transit intestinal).

Dans la journée

• Faire des respirations sur 4 temps
Inspirez profondément par le nez et expirez tout l'air par la bouche. Inspirez par le nez en comptant jusqu'à 4, retenez votre souffle pendant 4 temps, puis expirez par la bouche, également sur 4 temps. Faites ce cycle respiratoire 10 fois.

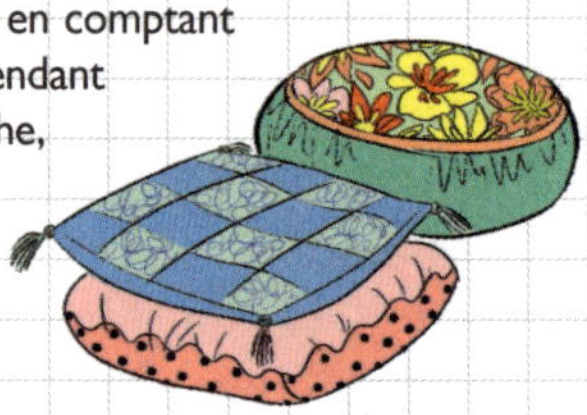

• S'accorder une pause méditative
Arrêtez ce que vous êtes en train de faire. Fermez les yeux et ramenez votre attention vers l'intérieur. Observez attentivement les sensations qui vous parcourent, vont et viennent. Faites-le pendant 1 minute, 3 fois par jour. Vous développerez une agréable sensation de tranquillité.

3 positions SOS

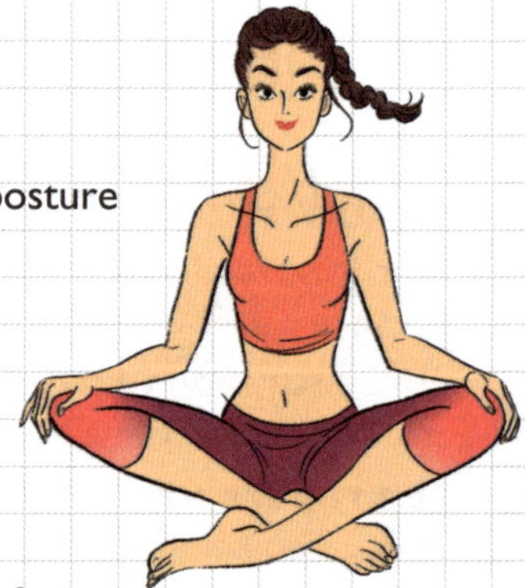

Quand vous êtes à cran, recentrez votre énergie en pratiquant une posture SOS. Retour au calme immédiat garanti !

La méditation assise : nous reconnecte, ouvre et calme le mental.

Comment ça marche ? La posture assise, avec un exercice de respiration, ralentit le rythme du corps et toutes les pensées qui bourdonnent dans votre tête. Vous vous détendez totalement.

J'y vais ! Asseyez-vous, le dos bien étiré, dans la position la plus confortable pour vous. Relâchez les épaules : elles doivent s'éloigner des oreilles. Fermez les yeux. Amenez votre attention sur votre souffle. Observez vos inspirations et vos expirations aller et venir. Détendez votre mental pendant l'instant qui les sépare. Allongez et approfondissez peu à peu votre respiration jusqu'à ce qu'elle prenne un rythme lent et souple. Si une pensée surgit, regardez-la comme un nuage qui passe. Restez à observer votre respiration pendant quelques minutes.

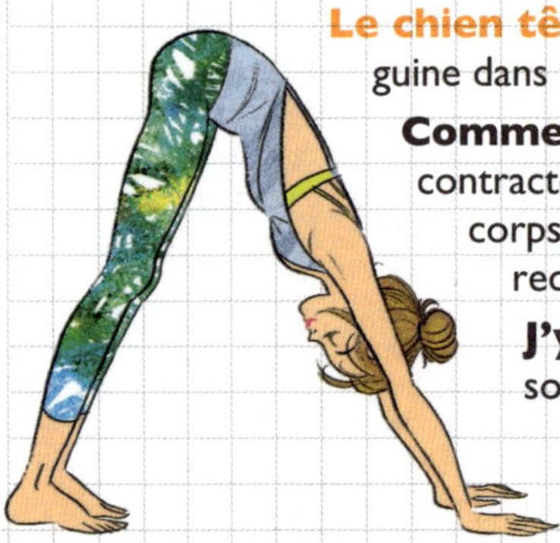

Le chien tête en bas : soulage les tensions, stimule la circulation sanguine dans tout le corps, calme le mental.

Comment ça marche ? La tête en bas, vous n'avez pas besoin de contracter vos muscles pour vous tenir debout, pour bouger. Votre corps se détend, les tensions partent. Et, côté stress, la pression redescend. Ça vaut le coup de changer de perspective !

J'y vais ! Mettez-vous à quatre pattes, retournez les orteils, soulevez le bassin et poussez les talons dans le sol pour venir en chien tête en bas. Détendez bien les épaules. Relâchez la tête et la nuque vers le sol. Faites 5 longues respirations dans la posture.

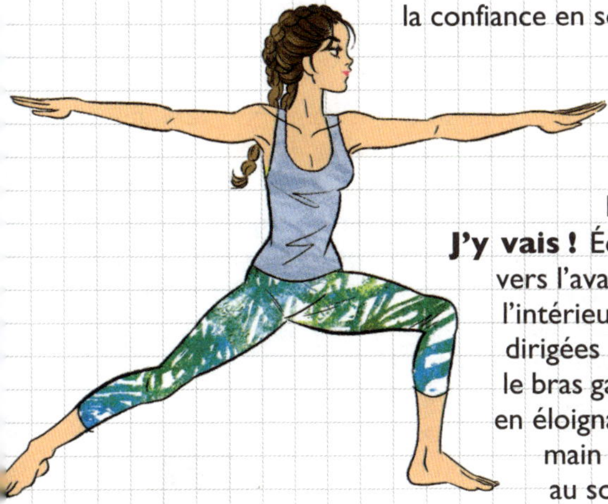

Le guerrier numéro 2 : booste et énergise le mental, stimule la confiance en soi.

Comment ça marche ? Le guerrier est une posture tonique : vous êtes debout, bien ancrée dans le sol. Cette façon de se tenir inspire la force et l'assurance. Comme elle n'est pas fatigante, elle canalise l'énergie.

J'y vais ! Écartez bien les jambes. Pointez les orteils droits vers l'avant du tapis et les orteils gauches légèrement vers l'intérieur, de sorte que vos hanches et vos épaules soient dirigées vers votre gauche. Étirez le bras droit devant et le bras gauche derrière vous, paumes de mains vers le bas, en éloignant les bras du torse. Regardez en direction de la main avant. Fléchissez le genou droit, la cuisse parallèle au sol. Faites 10 longues respirations dans la posture.

Mon bilan après

Ça y est, vous êtes une yogista. Vous avez parcouru un bout du chemin vers le bien-être et l'acceptation, vous vous êtes reprise en main. Il est temps de faire le bilan !

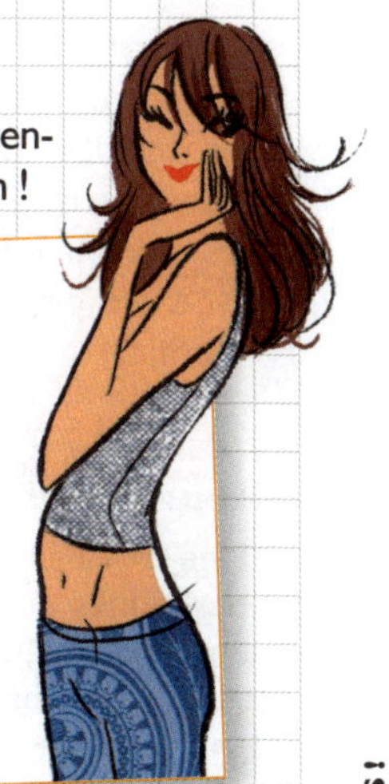

Mes objectifs body, psy et lifestyle

En comparant les objectifs que je m'étais fixés p. 15,

je constate que j'ai réussi à :

....

....

Si vous n'avez pas atteint vos objectifs

Surtout, ne vous découragez pas. Peut-être vous êtes-vous fixé des objectifs trop difficiles à atteindre en si peu de temps. Ne soyez pas trop dure avec vous-même. Gardez en tête la règle d'or des 4 P : Pratique, Patience, Persévérance et Plaisir. On ne naît pas yogista, on le devient, et pas du jour au lendemain. La clé de votre transformation, c'est le plaisir. Si vous prenez du plaisir, vous trouverez la motivation nécessaire pour dérouler votre tapis de plus en plus souvent. C'est un véritable cercle vertueux.
Gardez aussi en tête que le yoga n'est pas une question de performance. Vous n'avez peut-être pas atteint vos objectifs, mais est-ce que vous n'avez pas déjà gagné en bien-être ?

Conclusion

Ça y est, c'est fait. Vous avez commencé le strala yoga et entamé une démarche vers une vie meilleure, plus saine, plus heureuse, plus sportive, qui vous ressemble et dévoile la meilleure version de vous-même. Quels que soient vos « résultats », le plus difficile est fait : vous avez osé. Tout résoudre prend du temps, mais avoir pris la décision de remédier à ce qui vous entrave est l'étape la plus fondamentale. Vous vous êtes remise en question, vous avez fait le point sur votre vie et identifié les blocages qui vous empêchaient d'être épanouie. Et vous avez osé le yoga sculpt, malgré l'appréhension que la découverte d'une nouvelle activité peut générer !

Le yoga permet une chose cruciale : développer votre potentiel à l'intérieur.

Tout notre potentiel est amélioré par la pratique du yoga, c'est-à-dire que nous sommes plus créatives, plus confiantes, plus sereines, plus concentrées et plus joyeuses dans notre vie quotidienne. Notre joie est communicative : elle se transmet aux autres.

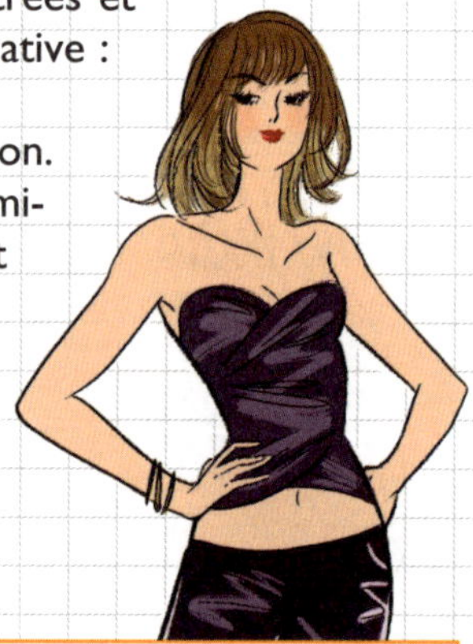

Finalement, le yoga a des bénéfices similaires à ceux de l'alimentation. Dans l'alimentation, le but est d'améliorer sa vie et sa santé en éliminant les toxines, pour que le corps puisse retrouver de l'énergie et se régénérer. Dans le yoga, c'est la même chose : on évacue les blocages (tensions, nœuds énergétiques) pour que le corps retrouve une énergie optimale.

Alors, demain encore, et après-demain, et le jour d'après, déroulez votre tapis, enfilez votre legging, et soyez heureuse ! Je vous l'ordonne.

Remerciements

Une très belle citation de Marcel Proust nous le recommande : « Soyons reconnaissants aux personnes qui nous donnent du bonheur ; elles sont les charmants jardiniers par qui nos âmes sont fleuries. » Alors, c'est donc ici que je souhaite remercier les personnes qui m'ont soutenue dans la réalisation de cet ouvrage, je vise ici mes amis, ma famille, et mes élèves qui sont finalement ma plus grande source d'inspiration car ce sont eux qui me donnent envie tous les jours de transmettre toujours plus cette passion qui m'anime pour le yoga. Ce livre est un peu la consécration de cette passion.

Je désire particulièrement remercier Julien, mon partenaire de vie, pour sa patience, ses encouragements et son support apporté tout au long de la réalisation de ce projet – même si parfois tu manquais un peu d'esprit critique car tu trouvais toujours TOUT ce que j'écrivais GÉNIAL.

Ensuite, bien évidemment, je désire exprimer ma profonde gratitude envers l'unique et inspirante Tara Stiles, merci d'avoir cru en moi avec tant d'enthousiasme depuis le début, merci de m'avoir fait profiter de ton expérience, de ton talent, et de ton esprit riche, je suis extrêmement chanceuse de t'avoir comme amie et sache que je t'admire infiniment.

Enfin, merci aux Éditions Solar de m'avoir accueillie et proposé ce projet, et merci à toi, Gwladys, pour ta patience, ta collaboration et l'intérêt que tu as porté à cet ouvrage.

Carnet d'adresses

Sur l'auteure : Instagram @Frenchyogagirl

Food

- **Restaurant « fast mais healthy food » Cojean** : pour leur vaste choix de recettes végétariennes de salades, soupes… Le fast food healthy par excellence – www.cojean.fr.
- **Café-boutique Wild & The Moon** ; pour leur açai bowl, leurs barres énergétiques, leurs granola, matcha latte et golden latte – 55, rue Charlot, 75003 Paris.
- **Nubio** : cure détox de jus et snacks healthy – www.nubio.fr.
- **Coffee shop Dose, dealer de café** (le meilleur coffee shop de Paris :), pour leurs good vibes, leurs bons thés et leurs bons plats sains et faits maison – 73, rue Mouffetard, 75005 Paris.
- **Restaurant-café Season** : pour leur incontournable avocado toast – 1, rue Charles-François-Dupuis, 75003 Paris – www.season-paris.com.

Tenues et accessoires de yoga

- **Nike** pour leurs leggings et brassières parfaitement adaptés pour la pratique – www.nike.com.
- **Le concept store Sprezzatura** pour sa gamme Activewear de créateurs émergents –130, rue de Turenne, 75003 Paris.
- **La boutique Yoga concept** pour le matériel de yoga (tapis, etc.) – 123, rue de Turenne, 75003 Paris.
- **Le site zalando.com** a créé toute une rubrique « yoga » constituant un véritable guide pour débuter avec des conseils, des exercices et une boutique : www.zalando.fr.

Vidéos de yoga

- **Le site stralayoga.com** propose des vidéos en anglais et français de cours d'une durée variant de 30 à 60 minutes, idéal pour pratiquer un cours complet chez soi.
- Il existe également des séances de yoga plus courtes sur YouTube avec Tara Stiles (en anglais) ou alors avec moi sur Doctissimo (niveau débutant).

Réseaux sociaux

- **@tarastiles :** pour sa spontanéité, sa générosité, son authenticité et ses paroles toujours justes et bienveillantes.
- **@sjanaelise :** pour l'esthétisme de ses photos de yoga qui sont à couper le souffle.
- **@amandabisk :** pour son énergie positive et la dose de motivation quotidienne.
- **@serenalutton :** une photographe et directrice artistique très talentueuse qui vous transporte dans son univers et vous fait voyager dans des décors époustouflants.

Découvrez tous nos cahiers pratiques et notre catalogue sur :
www.solar.fr

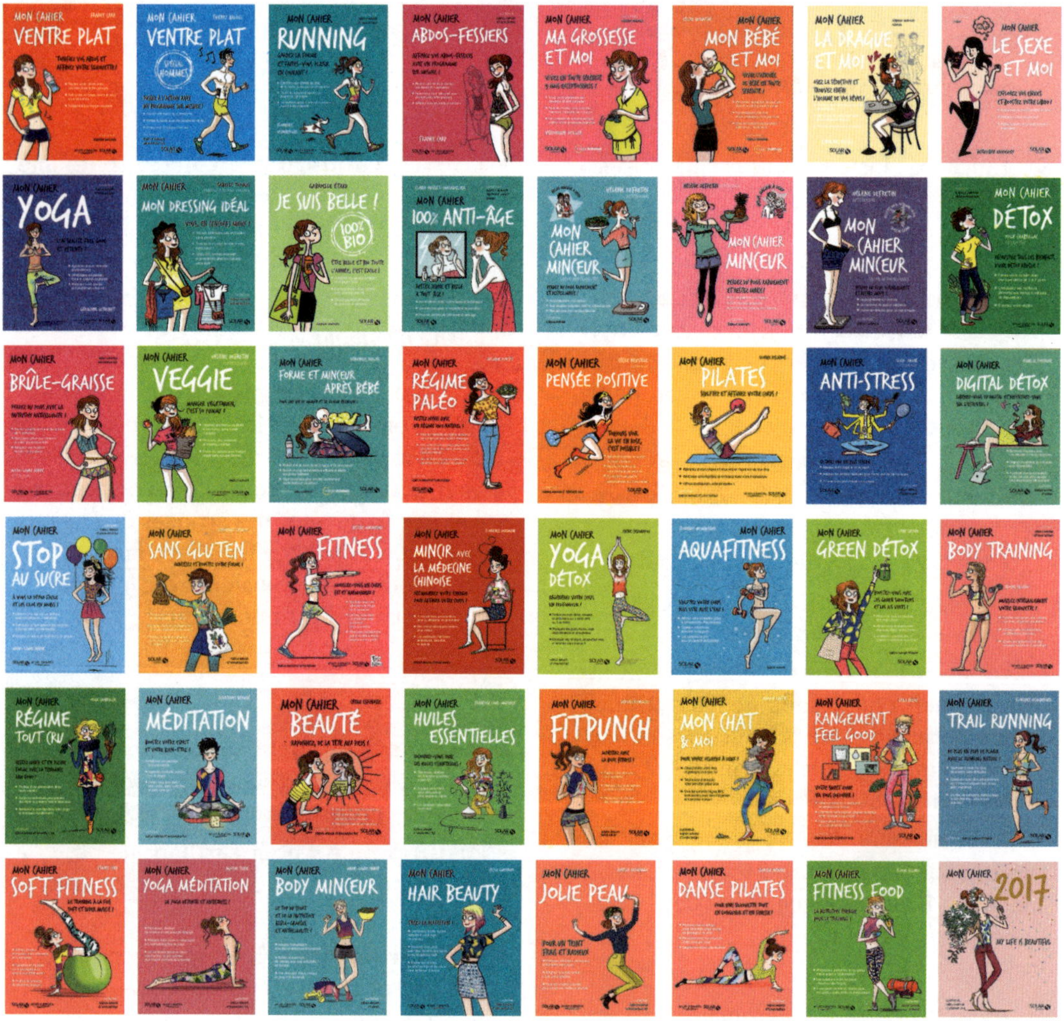

Direction : Jean-Louis Hocq
Direction éditoriale : Suyapa Hammje
Édition : Gwladys Greusard
Rédaction : Pauline Bonvalet

Conception et mise en couleur de la couverture : Biblis Duroux
Mise en pages : Nord Compo
Fabrication : Céline Premel-Cabic

ISBN : 978-2-263-14906-1 – Code éditeur : S14906/02 – Dépôt légal : avril 2017
Imprimé en France par ime by estimprim

HarmonieSolar

Solar | un département **place des éditeurs**

place des éditeurs